Wolfgang Weilepp

Herzinfarkt – Nein danke

Wie bewahre ich mich vor einem Herzinfarkt

Wolfgang Weilepp

Herzinfarkt – Nein danke

Wie bewahre ich mich vor einem Herzinfarkt

Rediroma-Verlag

Bibliografische Information der Deutschen Nationalbibliothek:
Die Deutsche Nationalbibliothek verzeichnet diese Publikation in der Deutschen Nationalbibliografie; detaillierte bibliografische Daten sind im Internet über http://dnb. ddb. de abrufbar.

ISBN 978-3-96103-179-5

www.rediroma-verlag. de
19,95 Euro (D)

Inhalt

Vorwort

Liebe Leserin, lieber Leser,

Sie kennen das Sprichwort: Wenn einer eine Reise macht, dann kann er viel erzählen. Nun, ich habe auch eine Reise hinter mir, und zwar durch die aufregende Welt von medizinischen Vorkommnissen am Herzen. Und auf der Reise war derart viel zu sehen und zu erlernen, dass ich mir dachte: Das solltest du unbedingt deinen Mitmenschen mitteilen, damit diese alle die aufregenden Erlebnisse für sich verwenden können, wenn sie in ähnliche Situationen geraten wie ich und gleich eine Antwort auf alles parat haben. Denn die Erlebnisse sind nicht nur, wie ich meine, sehr interessant, sondern noch viel mehr, nämlich u. U. lebenswichtig, oder besser gesagt lebensrettend für Sie und alle Ihre Mitmenschen, denen Sie berichten, oder sogar helfen können nach dem Lesen dieses Buches.

Vielleicht haben Sie in der letzten Zeit etwas Stress gehabt, und fühlen sich abgespannt, dann sollten Sie sich nicht nur etwas ausruhen, sondern sagen wir ab ca. 50-jähriger immer Ihr Herz dabei im Auge behalten, es könnten schon Stenosen (Verengungen an Herzkranzgefäßen) bestehen. Denn die Möglichkeit eines Herzinfarktes sollten Sie zu keiner Zeit auf die leichte Schulter nehmen.

Wenn Ihnen die wenige Zeit dazu fehlt, sollten Sie umdenken. Nicht dass Sie auf einmal unendlich viel Zeit dazu haben.

Und damit das nicht passiert, und Sie nicht aus Ihrem noch schönen Leben gerissen werden, habe ich meine Gedanken für Sie in Form dieses Buches zu Papier gebracht, nur zu Ihrem Wohl.

So, nun wünsche ich Ihnen eine angenehme und hilfreiche Lektüre. Vielleicht werden Sie eines Tages froh sein, dieses Buch doch gelesen zu haben; dann wäre auch ich besonders froh.

Allgemeines zu Herzkranzgefäßen und deren krankhafte Verengung aus meiner Sicht

Liebe Leserin, lieber Leser,
Der Herzinfarkt ist bekanntlich die häufigste Todesursache, dicht gefolgt von der Krebskrankheit. Bei einer Krebserkrankung ist man seinem Schicksal zuerst einmal ausgeliefert, ohne auch nur das Geringste dagegen tun zu können, bis auf eine Zähmung oder gar Heilung durch Medikamente. Gegen einen Herzinfarkt dagegen, jedenfalls mit dem Standardverlauf (Verengung eines Herzkranzgefäßes, mit Bildung eines Verschlusses, d. h. Thrombus darin) kann man, wie Sie später lesen werden, durchaus etwas Vorsorgendes tun, d. h., ich konnte ihn regelrecht verhindern.

Es gibt jede Menge Bücher und Druckschriften über das Thema Herzinfarkt zu kaufen. Alle sehr wissenschaftlich von Ärzten oder Professoren verfasst. Aber alle beschreiben sehr gut Aufbau und Funktion des Herzens und wodurch es auf die verschiedensten Arten zum Herzinfarkt kommen kann, nur keiner, jedenfalls den ich kenne, geht darauf ein, wie man rechtzeitig den drohenden Herzinfarkt diagnostizieren und somit regelrecht verhüten kann, d. h. genügend lange vor einer sicheren Erkennung durch Apparate, d. h. , den Arzt. Denn ohne Bestätigung durch Apparate glaubt ein Arzt nichts wirklich, wie ich immer vernommen habe, außer der Patient hat derartige Herzbeschwerden, dass nichts mehr unklar ist. Das heißt weiter, dass es dann meist schon zu spät, und der Herzinfarkt nicht mehr zu vermeiden ist, mit der ca. 60%-igen Aussicht auf ein Überleben des Patienten.

EKG

Es tut mir leid, feststellen zu müssen, dass ein EKG oder auch ein Belastungs-EKG bei mir noch nie eine Verengung von Herzkranzgefäßen angezeigt hat, egal, ob 60, 70, 80, 90 oder 100% Verengung herrschte. Man kann sich also auf keinen Fall darauf verlassen, wenn es nach einem EKG heißt: »Alles in Ordnung. «

Wenn z. B. in einer der üblichen Zeitschriften »Für Sie« 11. 2004 Frau Dr. Däbritz schreibt, »ein Belastungs-EKG oder ein Herzultraschall zeigen zuverlässig, ob alles okay ist. Beides dauert nicht lange und tut nicht weh«, so verbreitet dies eine falsche Beruhigung. Es ist zwar richtig, dass beides nicht weh tut, sagt aber auf keinen Fall, ob alles okay ist, und noch dazu zuverlässig. Nur die Katheter-Untersuchung gibt Sicherheit, ob Verengungen bestehen oder nicht und wie gefährlich diese sind. Ich möchte Sie, liebe Leserin und lieber Leser, also gleich einmal davor warnen, sich nicht durch ein EKG derart beruhigen zu lassen.

Aber dazu später mehr. Apparate können einen Infarkt also erst erkennen, wenn sich schon Merkmale des Infarktes gebildet haben, d. h. , wenn er schon in Gang gekommen, und somit es schon zu spät ist für eine Vermeidung eines Infarktes.

Minderversorgungen des Herzens festzustellen hat bei mir trotz oftmaligen Versuches im Laufe der Jahre noch nie funktioniert, auch bei 100% Verschluss nicht. Nur durch Herzkatheter.

Wenn man die Belastung so weit treibt, bis das Herz an Unterversorgung anfängt, zugrunde zu gehen, gibt es zwar eine Meldung, aber eben auch einen Infarktbeginn. Und das ist ja das Letzte, was man brauchen kann.

An mir selbst musste ich erleben, dass ich trotz Anschluss an die automatische Überwachung im Krankenhaus sauber meinen Infarkt erlebt habe. Das heißt, keine Erkennung oder erst, als es zu spät war. Also selbst, wenn ein EKG- oder ein anderes Gerät einen drohenden Infarkt bemerkt haben sollte und Sie liegen nicht bereits auf dem Kathetertisch, ist sehr wahrscheinlich die gesamte Erkenntnis zu spät, denn das Absterben von Herzmuskelgewebe läuft bereits.

Dass das Absterben mehrere Stunden dauern soll, ist zwar gut und schön, aber das bedeutet, dass man exakt den Anfang des Absterbens erkennen muss, was wohl nicht so ganz einfach ist, weil weder Sie als Patient noch der Arzt den Beginn registriert haben werden. Vor allem, wenn es das erste Mal ist, ohne die notwendige Erfahrung.

Bei mir waren es in einem Fall nur wenige Minuten von der Erkennung durch Übelwerden bis zur Vollendung des Infarktes. Denn so lange der Herzmuskel noch etwas Blut zur Verfügung hat, arbeitet er noch so einwandfrei, dass ich als Patient noch nichts von Bedeutung davon merke. Das Ende der Blutversorgung stellte sich bei mir ohne Vorwarnung ein. Allerdings im anderen Fall wieder mit genügend Vorwarnung von mehreren Stunden. Das ist also sehr unterschiedlich, je nach Belastung, wie ich glaube, es erlebt zu haben. Aber das ist nicht das Wichtigste: Denn genügend lange vorher hatte ich immer das Herz ganz allgemein verspürt. Und das muss genügen zu der Erkenntnis, dass ein Herzkatheter unbedingt notwendig ist. Andernfalls ist es eben ein Russisches Roulette, wie ich meine, weil der Infarkt u. U. so schnell anlaufen kann, dass keine Hilfe mehr möglich ist. Siehe mein Beispiel nach einem Bad mit Schwimmen.

Wie dem auch in den verschiedensten Fällen sei: Es muss unbedingt eine Möglichkeit gefunden werden, einen drohenden Infarkt so rechtzeitig zu erkennen, dass in jedem Fall noch genügend Zeit verbleibt, jegliches Absterben von Herzmuskel zu verhindern. Der Patient selbst spielt dabei logischerweise die Hauptrolle, da nur er früher als jede bis jetzt bekannte Einrichtung eine schlechter werdende Blutversorgung des Herzens bemerken kann.

Und das ist gut möglich, wie Sie später lesen werden.

Je mehr Sie über die Herzfunktion, die Entstehung des Herzinfarktes und den Umgang mit den Merkmalen wissen, desto früher nehmen Sie Symptome wahr, die Sie bisher nie beachtet haben, die aber gefährlich werden können und die Sie ohne Anstoß dazu nie beachten würden, wie ich selbst natürlich auch.

Grob kann ich von mir sagen, dass alles, was ich am Herz spüre, gefährlich sein kann, denn wenn alles in Ordnung ist, spüre ich gar nichts und fühle mich bei bester Gesundheit und voller Schaffenskraft. Außer Sie hätten noch andere Krankheiten, die sich ebenfalls bemerkbar machen. Aber die sind dann nie so eilig zu behandeln wie ein drohender Herzinfarkt.

Also, ab einem gewissen Alter sagen wir; spätestens ab ca. 50 Jahren gilt es, besonders aufmerksam zu sein, denn es könnte ja ein gefährliches Merkmal dabei sein.

Viele Leute behaupten, dass oftmals nichts von einem Herzinfarkt vorher zu bemerken sei. Das kann nicht so ganz stimmen. Es gibt sicherlich auch diese Fälle, aber es ist nicht die Regel. So ähnlich ist es nämlich auch bei mir gewesen, vielleicht weil ich mit mir selbst früher nicht gerade zimperlich umgegangen bin und ich hinterher nicht mehr sagen konnte, ob ich tatsächlich das gefährliche »wie Sodbrennen« vor meinem Infarkt gespürt hatte oder ob es Überanstrengung war.

Krankheit? Wie schreibt man das? Das kenne ich nur von anderen.

Man muss halt seinen Körper im Brustbereich immer im Auge behalten, so ab dem 45-ten Jahr, ob man sein Herz spürt oder nicht.

Ich kann mir nicht vorstellen, dass jemand im fortgeschrittenen Alter noch nie sein Herz gespürt haben will, wenn man ihn danach fragt. Außer er oder sie ist völlig gesund. Ein Bekannter von mir hat schon einen Herzinfarkt gehabt, wie das EKG lange Zeit danach gezeigt hat, wobei er sich an nichts erinnern konnte. Dann sind aber auch die Symptome so gering, dass man sie nicht bemerkt, und dieser kleine Infarkt ist unwichtig, weil er keinen wesentlichen Schaden angerichtet hat. Im Fall der Fälle werden Sie vielleicht nach dem Lesen dieser Zeilen etwas genauer auf sich aufpassen, schon aus Angst, Sie könnten etwas verpassen, wo Sie doch jetzt besser einhaken können, wenn Sie die später beschriebenen Kriterien gelesen haben.

Solange man keine Ahnung von den Vorgängen hat, liegt einem jegliche Krankheit und auch ein Herzinfarkt in so weiter Ferne, selbst, wenn man das Herz schon spürt.

Haben Sie gelesen? »… das Herz schon spürt!«

Die riesige Zahl von Fällen, in denen Herzinfarkte auch in relativ kurzer Zeit nach einer ärztlichen Untersuchung geschehen, spricht eine auf keinen Fall zu überhörende Sprache. Aus meiner Sicht scheint der Grund dafür zu sein, dass der Doktor nach einem EKG beruhigt: Sie brauchen keine Angst zu haben, es liegt keine Gefahr vor. Wie es auch bei mir war.

Dann ist man sich sicher, auch wenn man das Herz spürt, weil der Doktor gesagt hat, alles in Ordnung. In Wirklichkeit hat er gar nichts gesehen, weil das EKG eben nicht in die Zukunft sehen kann, sondern nur erkennt, wenn ein Herzinfarkt schon angefangen hat, zu laufen. Und dann ist Holland in Not. Wenn man nicht wenige Minuten später auf dem Kathetertisch liegt, sieht es sehr schlecht aus, glimpflich davonzukommen. Also muss der Patient unbedingt selbst rechtzeitig erkennen, wann es höchste Eisenbahn ist und wann nicht.

Und der Arzt muss es glauben. Punkt. Er kann und muss natürlich ausfragen, und darf dabei keinen Fehler machen. Und das ist der Knackpunkt, wie ich das grundsätzlich erlebt habe. Das heißt,

Sie müssen sich sicher sein in der eigenen Beurteilung. Und das werden Sie nach dem Lesen dieses Buches auch sein.

Es hat sich angeblich Etliches getan, insofern, dass ein Herzkatheter nicht mehr so kategorisch abgelehnt wird, wie ich das erlebt habe, aber es passiert immer noch viel zu viel, was bedeutet, dass noch viel mehr Katheter notwendig erscheinen, und zwar vorsorglich, wenn Anzeichen für Herzschwierigkeiten vorliegen. Denn warum passieren noch so viele Herzinfarkte? Ein wichtiger Punkt hierbei ist bestimmt die Tatsache, dass sich die Patienten zu wenig beim Arzt melden, wenn das Herz schon spürbar ist.

Deswegen ist es wichtig, viel über das Herz zu wissen und zu erfahren, weil man dann besser in der Lage ist, bei allen Dingen rund um das Herz mitzudenken und mitzufühlen, was passieren muss, um nichts anbrennen zu lassen.

Und in sich hinein hören und fühlen kann man nur selbst, z.B. in dem später noch näher zu besprechendem Punkt, ob es der harmlose Magen, oder das höchst gefährliche Herz ist, was Sie gerade fühlen, nämlich das sog. Sodbrennen, was vielleicht gar kein Sodbrennen ist, sondern die letzte Warnung vor der Katastrophe, dem Herzinfarkt. Oder Sie spüren auch nur das Herz.

Dass der Herzinfarkt die häufigste Todesursache ist, haben die meisten Menschen sicherlich schon irgendwie mitbekommen. Dass es ca. 300.000 jährlich sind, die es erwischt, wissen voraussichtlich noch nicht alle – allein in Deutschland, versteht sich. Das heißt, eine ganze Stadt mittlerer Größe wird ausgelöscht, denn ca. 40% – je nach Statistik – davon verlaufen tödlich.

3000 Verkehrstote oder Schwerverletzte im Jahr erzeugt richtigerweise allerhand Maßnahmen bei der (Auto)-Industrie, im Verkehrsministerium und in den Presseorganen. Bei der hundertfachen Zahl beim Herzinfarkt kann ich keine hundertmal so hohen Aktivitäten erkennen, wie es eigentlich angebracht wäre in der Früherkennung.

Hundertmal so hoch ist leicht dahingesagt, aber welches Leid und welcher Verlust oft im plötzlichen Fehlen eines Menschen in der Familie oder gar in der Firma damit verbunden ist, gerät dabei fast in den Hintergrund, wenn Sätze fallen, wie »man kann doch nicht gleich bei jedem mit dem Herzkatheter kommen«, wie ich nicht nur einmal vernommen habe. Hierzu muss ich ganz deutlich sagen: Selbstverständlich muss man sofort ohne Zögern mit dem Katheter kommen, wenn auch nur ein Verdacht auf Herzschwierigkeiten, d.h., auf Herzinfarkt vorliegt. Dann weiß man schon mal genau, was los ist, auch wenn es umsonst gewesen sein sollte. Und die Welt geht auch nicht davon unter. Denn wie viel ist uns ein Menschenleben wert?

Ein paar Milliarden Euro spielen keine Rolle, wenn es z.B. um die Energiewende geht, obwohl das Ganze, vor allem diese Hast in der Sache, kaum angebracht scheint. Oder wie viel Milliarden werden im Stuttgarter Bahnhof versenkt oder geben wir für Flüchtlinge aus, oder, oder ...

Bei uns gibt es weder Erdbeben in der japanischen Dimension, und damit auch keine Tsunamis in der Nähe von Atomkraftwerken. Die Endlagerung von Atommüll wäre auch nicht das Problem, wenn man nur wollte. Aber die Milliarden, die alles kostet, spielen wohl keine Rolle.

Wenn also solche Summen Euro vom Volk aufzubringen selbstverständlich ist, müsste ein Bruchteil davon zur Vermeidung von 300.000 Schicksalen pro Jahr eine Kleinigkeit sein, und tausendmal besser angebracht auf jeden Fall.

Denn wer an einem Infarkt nicht verstirbt, hat meist einen Schlag abbekommen, der sich gewaschen hat, für immer. Zumindest fühlt man sich als Betroffener wie ein Mensch geringerer Klasse, nicht nur zweiter, weil man die Auswirkung ständig mit sich trägt und die Mitmenschen auch daran teilnehmen, mit denen man zu tun hat, meist zum entscheidenden eigenen Nachteil. Beruflich ist man so gut wie erledigt.

Was heißt eigentlich Herzinfarkt?

Ganz einfach: Es ist Absterben von Herzmuskelgewebe durch nicht mehr funktionierende Blutzufuhr durch die Blutgefäße (Adern) zu diesem Herzmuskelbereich. Entweder schleichend weniger werdend durch immer weiter fortschreitende Verengung an einer Stelle des Blutgefäßes oder schlagartig durch Bildung eines Blutpfropfens in so einer Verengungsstelle, sog. Thromben, innerhalb von Stunden oder auch viel schneller, je nach momentaner körperlicher Anstrengung, d.h. Energieverbrauch, z. B. Gartenarbeit oder ähnliche Anstrengung.

Es gibt zwar noch etliche andere Gründe, warum ein Infarkt passieren kann, aber die klassische Art – Verengung + Verschluß durch einen Thrombus – ist die allerhäufigste, sozusagen die »Standard-Art«.

Und nur um die geht es hier in diesem Buch. Die anderen Herzschwierigkeiten können mit entsprechender Diagnostik immer noch früh genug herausgefunden werden, denn hierbei geht es nicht um Minuten, sondern um normale Behandlungszeiten, wie bei jeder normalen Krankheit.

Wenn etwas passiert, ist es fast immer so, dass trotz aller Hinweise und gefühlten Unpässlichkeiten zu wenig zu spät unternommen wurde, sowohl durch den Patienten, als auch manchmal durch den Arzt, wie noch aufzuzeigen ist .

Wenn alles richtig gemacht würde, sowohl vom Arzt als auch vom Patienten, bräuchte es praktisch gar keine Herzinfarkte der erwähnten klassischen Art zu geben. Erkennungsmerkmale und Möglichkeiten sind nach meiner Erfahrung genug vorhanden.

Fest steht, dass ganz leicht noch sehr viel in der Früherkennung getan werden kann, weil es nicht etwa nur ganz begriffstutzige Patienten erwischt, sondern einen sehr hohen Anteil von durchaus intelligenten Menschen, denen die gefährlichen Merkmale offensichtlich aber nicht bekannt sind. Hier einzuhaken dürfte doch die Ärzteschaft vor keine unlösbaren Probleme stellen.

Wenn sich ein Thrombus bildet, der zu einem Infarkt führt, muss immer eine gewisse Verengung schon vorhanden sein, die man spüren kann, wenn sie ein gefährliches Ausmaß erlangt hat. Und das merke ich, jedenfalls nach eindringlicher Beschreibung. Siehe später meine Beschreibung, z.B. auch jetzt zur Zeit meines Schreibens.

Aber ich kenne ja meinen Schutz mittels ASS und Nitro, und der Termin beim Katheterdoktor steht auch schon fest. So sollte es bei Ihnen auch sein, gut vorgesorgt.

In einem völlig gesunden Blutgefäß passiert beim normalen Menschen nichts, denn solange die Adern innen gesund, d.h. glatt sind, gibt es keinen Grund, dass sich Thromben bilden. Das Blut kann in dieser Arterie störungsfrei fließen.

Erst wenn die Ader-Innenwände angegriffen sind, das heißt porös werden, bilden sich Einlagerungen in der Aderwandung, sodass der Durchmesser an dieser Stelle kleiner wird oder Ansetzungen (Plaques) entstehen, was zu Thromben oder direkt zu einem Verschluss führt. Warum Adern porös werden und sich Cholesterin darin breit macht, ist bisher nicht bekannt, jedenfalls laut Literatur.

Nachdem einige Dinge hierbei statistisch beobachtbar sind, scheinen die Lebensbedingungen, in denen wir leben, daran schuld zu sein. Ein typisches Beispiel ist die frühere DDR. Vor der Wende war der Herzinfarkt ziemlich selten gegenüber der Bundesrepublik. Nach der Wende stieg die Herzinfarktrate auf einmal an bis auf »West-Niveau«.

Es gibt allerhand Theorien, warum die Adern auf ihrer Innenseite so erkranken. Zu gutes Essen z.B. oder mangelnde Bewegung, rauchen usw., aber keines dieser ganzen Wohlstandskriterien scheint allein schuld zu sein. Wenn man alle Studien dazu gelesen hat, ist man auch nicht viel schlauer, als vorher, weil es immer wieder viele Beispiele gibt, bei denen einer dick und fett ist und gequalmt hat wie ein Schlot, aber nichts am Herzen hat.

Das lässt darauf schließen, dass der tägliche Kampf um das Leben in Freiheit, d.h. jeder gegen jeden, ein wichtiger Grund für diese Erkrankung ist. Wenn es nichts zu erkämpfen gibt, d.h., wenn der Fabrikdirektor auch nicht viel mehr verdient als der Mann am Arbeitstisch, wie es in der DDR ja im Prinzip war, und das Leben sich im Blumenzüchten im Schrebergarten erfüllt, geht es der Seele offensichtlich besser, und somit der Herz-Gesundheit ebenfalls.

Das soll jetzt um Gottes Willen keine Lobpreisung des Sozialismus sein. Diese Staatsform hat genug Leid über die Menschen gebracht. Aber schon einmal ein wichtiger Baustein für eine wissenschaftliche Ergründung einer Krankheitsentstehung allgemein.

Wenn man das Thema, wie eben, weiter verfolgt, scheint ein wesentlicher Faktor für die Entstehung der Adererkrankung und somit für den Herzinfarkt das Zusammenleben im Staat, oder genauer im Staat als Gesetzgeber zu sein.

Und zwar sollte der Gesetzgeber Gesetze und Vorschriften so verfassen und durchführen, dass der einzelne Staatsbürger, der rechtschaffen, ehrlich und nicht nur auf seinen Vorteil bedacht ist, gegenüber den Rowdys und Verbrechern klar und vollkommen geschützt wird.

Und was ist in Wirklichkeit? Frechheit siegt, egal, wie ungerecht es zugeht. Wenn man die Zeitung durchliest, kann einem ja die Galle überlaufen vor unmöglichen Ungerechtigkeiten, die zum Teil noch von Staatsorganen vertreten oder geduldet werden. Das fängt bei Kleinigkeiten an, bis zu größten Dingen.

Egal, ob Sie versuchen, das Geld wiederzubekommen, was Ihnen zu Unrecht aus der Tasche gezogen wurde, oder Sonstiges, was Ihnen geschehen ist, wieder auszugleichen, hilft Ihnen unsere Rechtsprechung so wenig oder gar nicht, dass Sie daran verzweifeln können.

Allein meine eigenen schlimmen Erfahrungen könnten ein Buch füllen.

Das bedeutet alles Stress, welcher sich am Herz negativ bemerkbar macht, also Herzkranzgefäßverengungen hervorbringt. Manche Menschen versuchen daher aus unserer Lebens- oder Gesetzesgemeinschaft auszubrechen, und wenden sich anderen Gemeinschaften oder Religionen zu. Aber das nützt im Endeffekt auch nichts. Da gibt es in unserer Staatsgemeinschaft noch viel zu tun, damit es den Menschen besser geht, d.h., der Staat, unsere Volksvertreter versagen hier auf der ganzen Linie.

So, das war nun ein ganz anderes Thema als Herzinfarkt. Oder doch nicht? Ich bin jedenfalls überzeugt, dass genau dieses nahezu 100% schuld ist, dass – vereinfacht ausgedrückt – unsere Adern innen porös werden und so den Infarkt produzieren.

Meine beiden Infarkte sind eindeutig auf dieser Basis entstanden.

Inzwischen nehme ich solche unglaublichen Dinge etwas lockerer, und schon klappt es besser, d.h., trotz vieler schlimmer Dinge hat es bei mir weniger neue Verengungen an Blutgefäßen gegeben.

Diese Theorie würde auch gut zu der Behauptung passen, dass Leute, die »über Leichen gehen«, keinen Herzinfarkt erleiden, da sie das Leben gar nicht so ungerecht empfinden, weil dies ihrer ureigensten Masche entspricht.

Man spricht sogar regelrecht von A- und B-Menschen mit mehr oder weniger empfindlicher Seele und somit mehr oder weniger Anfälligkeit für Kreislaufschäden.

Es gibt sicherlich dazwischen positionierte Menschen, weshalb man nicht alle über einen Kamm scheren darf. Aber auch Sie kennen sicherlich Menschen, denen es große Genugtuung bereitet, wenn sie einem anderen zu ihrem eigenen Vorteil etwas abluchsen oder in besonders ausgeprägten Fällen sogar einen Schaden zufügen können, oder aus bloßer Gewinnsucht, z.B. Bosse von Unternehmen, die zu ihrem Vorteil andere Menschen in größte Schwierigkeiten stürzen, was in unserem Staat leider so gut wie überhaupt nicht geahndet wird, etc.

Vielleicht gelingt es Ihnen, sich ein bisschen immuner gegen Unrecht zu machen, sodass Ihnen diese Unbillen im Leben etwas weniger ausmachen, mit entsprechend weniger Anfälligkeit der Körperseele und damit auch des Herzens.

Aber vielleicht kehrt noch einmal die große Gerechtigkeit und das wunderbare Leben auf Erden ein, indem die Forscher mit Hilfe der Gentechnik die tadellosen Menschen von den miesen unterscheiden können und so eine einwandfreie Legislative und Exekutive geschaffen werden kann. Der Weg wäre wohl gar nicht so furchtbar weit dahin. Sie müssen nur mithelfen, das anzupacken und durchzudrücken.

Aber nun wieder zu den Einengungen im Adersystem, übrigens genauso in den restlichen Adern des Körpers, nur dass es nicht gleich tödlich wirkt, wenn eine Ader nicht am Herzen, sondern z.B. am Bein sich verengt, obwohl, wenn wir schon dabei sind, ein Thrombus in der Beinvene wieder gefährlich werden kann, wenn dieser sich ablöst, weiter wandert, und in der nächsten Engstelle des Kreislaufsystems, der Lungenblutversorgung hängen bleibt. Dann gibt es bekanntlich eine Lungenembolie.

Und wenn erst einmal eine Blutgefäßeinengung da ist, die dann obendrein vielleicht recht holprige Form hat, gibt es an dieser Stelle Strömungsunregelmäßigkeiten, ähnlich wie Sie vielleicht schon einmal hinter einem Holzstück im Bach beobachtet haben, wobei auch quirlende und langsame Fließgeschwindigkeiten entstehen, die dann das Blut gerinnen lassen, und so den Verschluss herbeiführen. So sei es bei mir passiert, wie der Kardiologe meinte.

Da das Blut bzw. seine Bestandteile, die Blutplättchen, die Bestrebung haben, sich zu verkleben, wenn die Blutflussgeschwindigkeit abnimmt, tun diese das an so einer Beschädigungsstelle besonders gern. Hierbei ist das für unser Leben schädlich. Im umgekehrten Fall aber wieder nützlich bzw. notwendig. Die Natur wollte hierbei schützend vorsorgen. Denn wenn man sich verletzt und es blutet, gerinnt das Blut auch, indem man die Wunde zuhält. Das Blut stockt hiermit, und die Wunde heilt. Also hier lebensnotwendig.

Hinzu kommen noch zwei Punkte, die man besonders im Auge behalten sollte. Zum einen wird das Adernsystem mit zunehmendem Alter etwas weniger flexibel, weshalb es zu Blutflussbeeinträchtigung und somit etwa zu

Adernverschluss kommen kann, und zweitens kann das Blut von Mensch zu Mensch differierend »dünner« oder »dicker« sein, weshalb man im Fall »dicker« mehr gefährdet ist, dass sich Blutplättchen verkleben, und somit leichter einen Infarkt auslösen können.

Man kann im zweiten Fall etwas gegen die Gefährdung tun, indem man vorsorglich eine Blutverdünnung vornimmt, z.B. eine ASS 100 täglich einnimmt. Besondere Vorsicht nur, wenn man schon von Geburt an sehr dünnes Blut hat, dann könnte es zu Blutungen führen, was sich jedoch zeigen würde. Dann bräuchte man kein ASS mehr, dann hat man schon genügend Schutz.

Laut Vortrag von Professor Sievert, Frankfurt a/M, ergibt die Einnahme von ASS+Clopidogrel ein 50% geringeres Risiko eines Schlaganfalles, und sicher auch vor Thrombenbildung, also Herzinfarkt.

Der Sinn dieses Buches ist zwar die möglichste Verhütung eines Herzinfarktes, aber ein Wort dazu, wenn es einen doch erwischt, was ich schon zigmal an mir beobachtet habe. Wenn man gleich zu Beginn eines Herzinfarktes (Anfang der Unterbrechung der Blutversorgung des Herzmuskels) außer dem Anruf der 112 sich sehr ruhig auf die Couch legt und eine ASS 500 einnimmt, kann das sehr hilfreich sein zur möglichsten Rettung, was noch zu retten ist, bevor der Herzmuskel ganz abstirbt. Aber wie bemerken Sie diesen Zeitpunkt, wenn keine so deutlichen Merkmale wie in HERZ HEUTE beschrieben vorliegen Bis Sie so viel bemerken, dass Sie reagieren, ist es vielleicht zu spät. Trotzdem versucht der Notarzt noch alles.

Also, dass dies selten gut ausgeht, ist eben der Umstand, dass der unaufgeklärte Patient den wirklichen Anfang möglicherweise nicht erkennt, weil die Beschwerden vielleicht noch nicht das Ausmaß erlangt haben, was ihn aus Überzeugung zum Notfall-Telefon greifen lässt.

Erst wenn die Beschwerden sich richtig melden, und der Betroffene sich klar ist, die 112 anzurufen, ist eben u.U. schon das Absterben so im Gange, dass es meist schon zu spät ist. Der Arzt sagt dann, »zu spät gemeldet«. Und wenn man sich nicht ganz ruhig auf die Couch legt, sondern noch mit agiert, ist die Sache noch viel schlechter. Dann geht das Absterben des Herzmuskels noch schneller.

Deshalb ist es wichtig, es nicht erst dazu kom men zu lassen und alle Symptome, die vorher erkennbar sind, zu registrieren, und danach zu handeln, und im Fall der Erkennung den Notarzt, d. h., im Endeffekt den Katheter anzusteuern.

Als »normaler« Patient merkt man erst sehr spät etwas, da die Merkmale, die ein noch rechtzeitiges Eingreifen ermöglichen, relativ gering sind, sodass diese als alles Mögliche gedeutet werden, bloß nicht als so gefährlich, dass da ein Herzinfarkt dahinter stehen könnte. Und das gesamte Instrumentarium des Arztes merkt im Normalfall auch noch nichts.

Mit »normaler« Patient meine ich jemanden, der bisher noch nichts mit so einer Sache zu tun hatte, der also noch keine Erfahrung im Umgang mit den Merkmalen am Herz hatte, weil er damit noch nicht konfrontiert war. Und das ist der Normalfall, würde ich einmal behaupten.

Dann muss es demnach auch »unnormale« Patienten geben, sagt der Leser sofort. Und wer ist das? Ich z.B., der Autor. Nachdem ich als normaler Patient reingefallen war, habe ich mich natürlich näher mit der Materie befasst, alles durchstudiert, was es auf dem Gebiet so dazu gibt, rekonstruiert, wie es und wodurch es in meinem Fall soweit kommen konnte, usw. Außerdem habe ich in mich hineingehorcht, was ich in der Zeit davor alles vernommen und erlebt oder verpasst habe und was man so alles an seinem Körper, d.h., natürlich insbesondere am Herzen, fühlen und feststellen kann.

Der Sinn und Inhalt dieses Buches ist es, mitzuteilen, wie man mit guter Sicherheit lange genug vorher beurteilen kann, ob das eigene Herz gefährdet ist, also einen Herzinfarkt sicher zu verhindern, bis die Ursache beseitigt ist, d.h., in jedem Falle mittels Herzkatheter aufzuspüren und die Engstelle aufzudehnen oder herauszufinden, ob es etwas anderes war oder ist.

Stent

Beim Aufdehnen einer Herzkranzarterie möchte der Arzt einen Stent einsetzen, d.h., Sie müssen sofort ja oder nein sagen und ob der Stent beschichtet sein soll/darf oder nicht. Also sollten Sie schon mal wissen, was es mit dem Stent auf sich hat. Ohne Stent kann man natürlich auch aufdehnen, nur wächst diese Stelle meist schneller wieder zu. Daher kurz zum Thema Stent: Der Stent ist ein kleines Röhrchen, aber nicht aus glattem Material, sondern aus einem Metallgeflecht. Das ist deswegen notwendig, weil das Blut nach wie vor immer die Aderwandung fließend benetzen muss, weil sich sonst Entzündungen bilden würden.

Die Stent-Materie ist so vielfältig, dass ich mich darüber nicht auslassen möchte oder besser gesagt kann. Nur so viel, dass ich schon sehr kritische Stimmen zum beschichteten Stent gelesen habe, weil das notwendige Überwachsen des beschichteten Stents auf der Innenseite nicht so selbstverständlich passiert, wie bei einem unbeschichteten. Die Beschichtung soll ja das Wachstum an dieser Stelle verhindern, und deswegen überwachsen die Stents nicht so, wie sie sollen. Und solange der Stent, d.h., das Metallgeflecht nicht vollständig überwachsen ist und noch Metallgeflecht im Blutstrom liegt, bilden sich u. U. Thromben, was wiederum heißt: Herzinfarkt.

Einführung des noch geschlossenen Stents in die Engstelle der Herzkranzarterie.

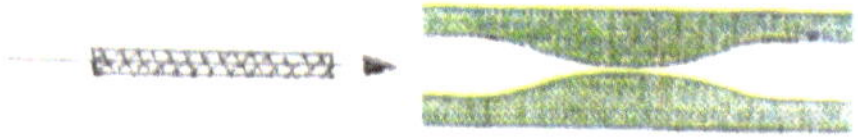

Geöffneter Stent nach Einbringung in die Engstelle. Katheter ist wieder zurückgezogen.

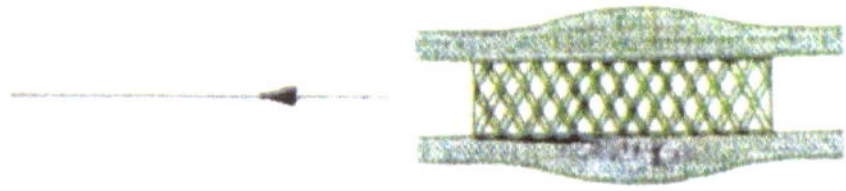

Es gibt das berühmte Gegenmittel gegen Thrombenbildung, das Clopidogrel. Trotzdem hat es hierbei laut Veröffentlichungen schon viele negative Erfahrungen gegeben, sodass einige Kardiologen strikt gegen die beschichteten Stents zu Felde ziehen. Andere wiederum schwören darauf.

Aber der Vorteil der Beschichtung ist doch wohl in jedem Fall vorhanden und die Nachteile lassen sich medikamentös beherrschen.

Warum verläuft nicht jeder Herzinfarkt tödlich?

Das liegt daran, dass nicht bei jedem Infarkt gleich viel Muskelgewebe des Herzens abstirbt, was das Herz noch am Leben hält. Ein Herz besteht rcin aus Muskeln mit den notwendigen mit Blut gefüllten Kammern mit Rückschlagklappen, die von der Natur so gebaut und angeordnet sind, dass sie als Membran-Pumpe funktionieren.

Dass die Muskeln arbeiten, d.h. pumpen, geschieht durch Anregung mittels Stromstößen durch Stromlaufbahnen im Körper zum Herz.

Diese Stromlaufbahnen sind empfindlich und können bei einem Infarkt beschädigt werden. Sie reparieren sich danach zwar wieder selbst, aber es dauert nach meiner Erfahrung ganz schön lange, bis die große Gefahr zurückgegangen ist, einen Re-Infarkt zu erleiden.

Vorsichtshalber würde ich ein halbes Jahr einplanen, oder etwas länger, z.B. ein Jahr. Manche Ärzte nennen dafür geringere Zeitspannen, aber sicher ist sicher. Bei mir hat es lange gedauert, bis ich mich wieder »fest« fühlte.

Re-Infarkt

Die Gefährlichkeit besteht nämlich und bestand auch bei mir darin, dass man leicht einen zweiten Infarkt bekommen kann, den sog. Re-Infarkt, wenn man die Kriterien dazu zu leicht nimmt. Der Arzt, der mich nach dem Infarkt mit dem Krankenwagen von Österreich zurück nach Deutschland begleitet hatte, sagte ganz eindringlich zu mir, dass ich in der nächsten Zeit auf keinen Fall etwas arbeiten darf, beruflich meinte er. Bereits einen Brief schreiben kann gefährlich sein. Er nannte mir ein Beispiel aus seinem Patientenkreis, bei dem ein selbstständiger Ingenieur nur ein paar wichtige Dinge am Schreibtisch erledigen wollte. Es gab einen Re-Infarkt mit tödlichem Ausgang. Manchmal reicht es auch schon, wenn man sich unruhig verhält, wie es einem Bekannten von mir leider passiert ist.

Man hätte ihm starke Beruhigungsmittel verabreichen sollen, was leider nicht geschah. Tot.

Selbst habe ich das ebenfalls zu spüren bekommen. Ich fühlte mich einige Wochen nach dem Infarkt schon wieder recht gut, vielleicht noch etwas schwach auf den Beinen, aber sonst ok. Das, was mir der Arzt ans Herz gelegt hatte, hatte ich offensichtlich schon wieder weitgehend vergessen.

Ich wollte nur beruflich jemandem etwas erklären, wozu er mich zu Hause besucht hatte, ca. einen Monat nach dem Infarkt. Das habe ich gerade noch mal so überlebt. Mir war auf einmal ganz übel geworden, und ich spürte das Herz wie vorher bei entsprechenden Überbeanspruchungen, voller Beklemmung, mit Unwohlsein,

Erst einen Tag später fühlte ich mich wieder besser. Das war also gerade noch mal gut gegangen.

So, nun wieder zurück zum Blutkreislauf. Ein Teil des vom Herzen im ganzen Körper umgepumpten Blutes wird abgezweigt, direkt am Herzausgang wieder zurück zum Herzen, also zur Versorgung des Herzmuskels mit Blut, und zwar über die Lunge mit Sauerstoff angereichertem Blut. Dieser Abzweig verteilt sich in drei Äste, die im Katheterbild sichtbaren Herzkranzgefäße, im Gegensatz zu den kleinen und kleinsten Äderchen, die das gesamte Herz umspannen und sich immer weiter verästeln bis eben zu Mikrogefäßen, aber nicht im Katheterbild ersichtlich, und als Mikroäderchen kaum darstellbar. So klein sind die.

Nun kann man sich leicht vorstellen, dass es ein Unterschied ist, ob sich die Engstelle, die einen Herzinfarkt verursacht, ganz weit vorn in dem Herzkranzgefäß befindet oder weiter hinten, wo schon etliche Abzweige abgegangen sind. Ganz vorn hängt einfach ein größerer zu versorgender Herzmuskelbereich daran als weiter hinten.

Eine Engstelle ganz vorn (etwa im ersten Drittel der Herzkranzgefäßlänge) bedeutet sehr schlechte Aussicht, dass noch mal alles gut gehen könnte, wenn man nicht zufällig dem Absterben des Herzmuskelbereiches durch Herzkatheter oder Lyse (Auflösung des Thrombus) zuvorkommen oder ihm wenigstens Einhalt gebieten konnte. Aber da gehört schon sehr viel Zufallsglück dazu, in der Praxis selten, sonst gäbe es nicht so viele Todesfälle dabei. Feststellen kann man das natürlich vorher ohne Herzkatheter nicht. Wenn man den Infarkt überlebt hat, gibt es anschließend immer eine Herzkatheter-Untersuchung, um die vorhandene Engstelle aufzudehnen und evtl. einen Stent einzusetzen. Einen Herzinfarkt ohne Verengung gibt es auch. Das sind dann aber andere Herzfehler.

Weiter hinten, wo der Durchmesser des Herzkranzgefäßes schon sehr klein ist, kann ein Infarkt so klein ausfallen, dass der gar nicht besonders bemerkt wurde.

Das sind dann die Fälle, wie vorher schon erwähnt, an die sich der Patient gar nicht erinnern kann. Bei weiterem Nachdenken entsinnt sich der Patient dann evtl., dass ihm vor einem oder mehr Jahren einmal recht mulmig geworden war, was dann aber wieder verging. Dann hat er aber daraus vielleicht schon mal etwas gelernt, wie es sich u.a. anfühlen kann, wenn dem Herz Gefahr droht. Meist hat er jedoch Null mitbekommen.

Herzkranzgefäße

(Arterien)

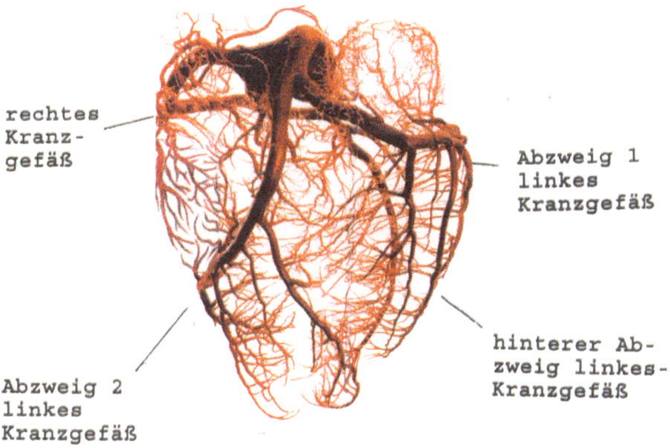

In Wirklichkeit ist die Verzweigung in viele kleine und kleinste Äste und Ästchen viel stärker, als sie hier dargestellt werden kann.

Die drei Gefäße der linken Herzkranzarterie transportieren sehr viel Blut. Die linke Herzkranzarterie, die sich in zwei große Äste und einen weiteren verzweigt, übernimmt einen viel höheren Anteil als die rechte, sodass auch dadurch ein Verschluss mehr absterbendes Muskelgewebe bedeutet als bei der rechten.

Herzkatheter

Inzwischen ist der Herzkatheter schon sehr weit bekannt. Trotzdem sei erwähnt, dass hier im Bereich der Leiste eingestochen wird, und ein dünnes Schläuchchen von dieser Stelle aus in der Ader bis zu der Verengungsstelle im Herz vorgeschoben wird. Inzwischen auch vom Arm aus, anstatt von der Leiste. Mit einem Ballon an der Spitze, der an der Engstelle aufgeblasen wird, dehnt der Doktor die Engstelle wieder auf, so dass das Blut wieder gut fließen kann. Der Aufblasdruck erreicht bis ca. 16 bar (kg/cm^2), so hartnäckig ist die Wandung eines Herzkranzgefäßes, und so widerstandsfähig. Dass dazu noch eine Kontrastflüssigkeit gehört, mit Hilfe derer der gesamte Aderverlauf abbildbar ist, und natürlich in der Hauptsache auch eine Engstelle genau ersichtlich wird, sei nur der Vollständigkeit halber vermerkt.

Zwei Punkte könnten dabei etwas Unannehmlichkeiten bereiten:

a. die Kontrastflüssigkeit. Wenn der Katheter-Arzt sehr freizügig damit umgeht, ist dies hinterher als etwas unangenehm fühlbar. Bei sparsamem Umgang damit merkt man fast nichts davon;
b. der Druckverband, mit dessen Hilfe die Wunde zuheilen soll, verläuft heute meist ohne

Komplikationen. Früher wurde er meist zu fest gezurrt, was zu hohen Schmerzen führte.

Inzwischen hat man dazugelernt, und man merkt kaum noch unangenehmen Druck. Manchmal blutet es nach, weshalb aus ein paar Stunden Klinikaufenthalt auch schnell einmal zwei Tage werden können, weil der Druckverband dann erneut aufgebracht werden muss und die Wartezeit von Neuem beginnt. Aber alles eine glatte, relativ sichere Angelegenheit, und eine ein bisschen längere Bettruhe ist oftmals nicht verkehrt.

Aber auch wenn die Verschlussstelle nach dem Infarkt wieder aufgedehnt worden ist, ist trotzdem der Muskelbereich, den die Ader vorher mit Blut versorgt hatte, abgestorben, d.h. es ist und bleibt unwiederbringlich ein Stück totes Muskelgewebe mitten im Herz.

Das bedeutet natürlich Verlust an Pumpkraft des Herzens, also geringere Blutversorgung im gesamten Körperbereich, Schwächung des ganzen Körpers je nach Schwere des überstandenen Herzinfarktes. Oder aber, falls es noch so rechtzeitig geschah, dass Sie noch keinen Schaden davon getragen haben, besteht die alte Schaffenskraft weiterhin. Man fühlt sich glatt wieder wie neugeboren, wenn es eine hochgradige Stenose war (hochgradige Stenose heißt Verengung von ca. 80% oder höher).

Es hat in der Vergangenheit Versuche gegeben, durch Einspritzung von Stammzellen abgestorbenes Muskelgewebe wieder zum Leben zu erwecken.

Herr Prof. Dr. Strauer, Düsseldorf, hat auf diesem Gebiet sehr viel geleistet und auch veröffentlicht.

Der Herzinfarkt ist schon so alt wie die Menschheit. Jedenfalls ist schon bei den ältesten überlieferten Schriften die Rede davon. Und das Interessanteste an den Überlieferungen ist, dass schon sehr genau beschrieben ist, wie es sich bei einem Menschen anfühlt, bevor sein Ende naht.

Dieser letzte Satz ist auch ein Baustein für die Theorie, dass man den Infarkt rechtzeitig erkennen kann. Die ärztliche Apparatur ist in diesem Stadium noch nicht dazu in der Lage, einige Stunden, Tage, Wochen oder noch länger vor dem Infarkt. Mit dieser Beschreibung bekommt die Definition »rechtzeitig beim Arzt melden« auf einmal eine besondere Bedeutung. Was heißt eigentlich rechtzeitig?

Der überlieferte Text von vor mehr als 5000 Jahren besagt, dass der Mensch, der Schmerzen über der Gegend seines Herzens und in der Magengegend hat, mit Ausstrahlung der Schmerzen in die Arme dem Tod nahe sei. Wie nahe, steht zwar nicht beschrieben, aber immerhin noch so weit entfernt, dass man darüber noch sprechen kann. Stark anzunehmen ist dabei, dass es sich nicht nur um Minuten handelte, sondern etwas mehr oder deutlich mehr, evtl. sogar Tage. Zwar nur eine Vermutung, aber es hört sich so ähnlich an.

Alle in den verschiedensten Aufrufen heute genannten Alarmzeichen beschreiben, wenn man genauer hinsieht, das kurze Zeitfenster zwischen fast schon einsetzendem Infarkt und dem Notarzt-Einsatz, eine Zeit, für die Minuten genannt werden, nicht Stunden oder gar Tage.

Die Zeit, die in Literaturen angegeben wird, vom Gefäßverschluss bis zum Absterben des Herzmuskels beträgt dort mehrere Stunden. Das kann aus meiner Erfahrung auch viel schneller gehen, je nach körperlicher Beanspruchung in dieser Zeit, z.B. wenige Minuten.

Die in jeder Ausgabe der Zeitschrift »Deutsche Herzstiftung« benannten Empfindungen des Menschen stimmen im ersten dort genannten Punkt weitgehend mit der Überlieferung überein, aber die nachstehenden Punkte hören sich doch so eindringlich an, dass da nicht mehr viel Zeit zum Gedankenaustausch von einem Menschen zum anderen verbleibt. Da ist das Herz schon verdammt nahe am Untergang. Und der Mensch kämpft ums Überleben und hat nur noch einen Gedanken, nämlich, dass er bitte bitte diese Sache lebend überstehen möge. Es fühlt sich einfach furchtbar an, wenn der Infarkt so stark ist, dass es knapp hergeht, oder noch schlimmer.

Bei meinem ersten Infarkt war das so, mein zweiter, weniger heftige fühlte sich dagegen weniger schlimm an.

Symptome von Herzbeschwerden.

Es heißt in der Zeitschrift:

- schwere, länger als fünf Minuten anhaltende Schmerzen im Brustkorb, die in die Arme, Schulterblätter, Hals, Kiefer, Oberbauch ausstrahlen können,
- starkes Engegefühl, heftiger Druck, Brennen im Brustkorb, Atemnot,
- zusätzlich Übelkeit, Brechreiz, Angst,
- Schwächegefühl (auch ohne Schmerz) evtl. Bewusstlosigkeit !!!
- blasse, fahle Gesichtsfarbe, kalter Schweiß,
- nächtliches Erwachen mit Schmerzen im Brustkorb ist ein besonderes Alarmzeichen.

Achtung:

- bei Frauen sind Atemnot, Übelkeit, Schmerzen im Oberbauch, Brechreiz und Erbrechen häufiger als bei Männern alleinige Alarmzeichen,
- wenn Brustschmerzen bei minimaler Belastung oder in Ruhe auftreten, muss genauso schnell wie beim Herzinfarkt gehandelt werden.

Dann sofort den Rettungswagen rufen – Nummer 112.

Frau Dr. Däbritz, ergänzt noch in einem Zeitungsbeitrag als besonders bei Frauen zu beachten:

a. Kreuzschmerzen,
b. Beklemmungsgefühle,
c. plötzliches Schwächegefühl und
d. Unwohlsein.

Ob mein erster Infarkt typisch verlaufen ist, kann ich nachträglich nicht mehr beurteilen. Das ist ein typisches Zeichen dafür, dass man vor einem ersten Infarkt so wenig auf irgendwelche Alarmzeichen achtet, was unbedingt geändert werden muss, will man die Menschheit besser vor dem Herzinfarkt schützen.

Das Ganze hat sich bei mir über einige (ca. 18) Stunden hingezogen, aber dabei hat es zwei voneinander getrennte Abschnitte gegeben, die m. E. als sehr lehrreich angesehen werden können.

Aber das ganze später in genauer Beschreibung.

Bevor Sie irgendwelche Medikamente wie z. B. Aspirin oder Clopidogrel einnehmen, sollten Sie sich vorher vergewissern, ob Sie Blutverdünner auch vertragen. Nahezu jedermann nimmt zwar eine oder mehrere Aspirin 500 ein, aber besser man geht auf Nummer sicher, d.h. beim Arzt das Blut prüfen lassen, ob Blutverdünner klaglos vertragen werden.

Übrigens habe ich bei meinem ersten Herzinfarkt als einziges Merkmal, außer dem schon länger verspürten Herz, starke Rückenschmerzen vor dem ersten Infarktanlauf verspürt, was angeblich nur bei Frauen der Fall sein soll. Und in meinem Ausweis steht: »männlich«. Na ja, meine Frau hat bis jetzt jedenfalls noch nicht dagegen gemeckert. Also nicht nur bei Frauen.

Bei meinem ersten Infarkt ging also alles ganz schnell.

Das heißt, es war klar, dass hier nicht die geringste Chance bestanden hat, irgendwelche notärztlichen Möglichkeiten anzuwenden, um einen Infarkt zu verhindern. Noch schnellere Hilfe kann ich mir nicht mehr vorstellen.

Hier hat ganz eindeutig die durchaus machbare Vorsorge, also die richtige Diagnose gefehlt, gleich nach meiner Meldung beim Hausarzt (Monate vorher) den Katheter zu bemühen. Da hätte man die bestehenden Verengungen gefunden und vorsorglich aufgedehnt. Somit hätte solange kein Infarkt mehr passieren können, bis sich wieder eine Stenose gebildet hätte, was ich ja dann rechtzeitig bemerkt hätte, nach der gehabten Erfahrung.

Wenn es also so weit gekommen ist, wie in den genannten acht Punkten der Herzstiftung, kann ich mir nur noch vorstellen, dass der Betroffene eigentlich bereits auf dem Kathetertisch liegen müsste. Da dem aber nicht so ist, sondern es noch etliche Zeit dauern wird, bis dieser rettende Zustand erreicht sein wird, muss man damit rechnen, dass das Absterben von Herzmuskel dann bereits begonnen hat und man nur noch hoffen kann, dass man den Infarkt überlebt, wenn auch anschließend als Mensch, ich nenne es einmal dritter Klasse.

Dritter Klasse deshalb, weil meist, wie vorher bereits erwähnt, das Herz einen irreparablen Schaden davonträgt, d.h. viel an Lebenskraft verloren hat.

Man kann auch Glück haben, dass weniger Herzmuskel untergegangen ist, dann ist das natürlich besser zu verkraften. Beides habe ich erlebt.

Die Aufstellung zeigt deutlich, dass unbedingt erreicht werden muss, dass es gar nicht erst so weit kommt.

Und das ist auch möglich, man muss nur die noch recht sanften Anfangssymptome kennen. Die kennt kaum jemand, weil an alle möglichen leichten Unpässlichkeiten gedacht wird, nur nicht gleich an den Herzinfarkt. Unverständlich ist, dass jemand mehrere Herzinfarkte erleidet. Man müsste doch vom ersten Mal gelernt haben. Aber vielleicht ist es ja so, wie ich beschrieben habe, dass man nicht genügend Hilfe erhält.

Also, wir haben genug besprochen, was es heißt, dass »jede Minute zählt«. Und es steht überall so geschrieben.

Es ist jedenfalls sofort daraus zu folgern, dass genau genommen die Patienten, die einen Herzinfarkt erlitten haben, und evtl. daran verstorben sind, selbst daran schuld seien, weil sie sich nicht rechtzeitig genug beim Arzt oder Notarzt gemeldet hätten.

Es werden sogar Zeiten genannt, wertvolle Zeiten, die ungenutzt verstreichen, bis sich die Patienten endlich melden, z.B. 190 Minuten oder ähnliche Größenordnungen. Daraus könnte man schließen, dass man bei rechtzeitiger Meldung beim Arzt sicher vor einem Herzinfarkt oder zumindest den üblen Folgen bewahrt würde. Aber dem ist nicht immer so, weil ein Arzt noch lange nicht glaubt, dass Gefahr droht, wenn sein Instrumentarium nichts meldet. Die größte Diskrepanz in der ganzen Herzangelegenheit.

Und aus den vorstehenden Zeilen kann man ersehen, dass die Leute die anrollenden Symptome schon spüren, nur melden sie sich nicht, also der Beweis, dass die rechtzeitige Registrierung durchaus funktioniert, nur fehlt die letzte Sicherheit, was es ist. Es ist also eine Bestätigung meiner Aussage, dass hier unbedingt etwas, nein viel getan werden muss.

Es gibt auf jeden Fall genügend Merkmale, den kommenden Infarkt früh genug zu registrieren, sodass es möglich ist, sich früh genug oder rechtzeitig beim Arzt zu melden, und zu ermöglichen, den Herzkatheter rechtzeitig anzusetzen.

Was heißt hierbei rechtzeitig?

Probieren Sie mal, sich rechtzeitig beim Arzt oder Notarzt oder gar direkt im Krankenhaus zu melden, wenn Sie einen Herzinfarkt befürchten, weil Sie Schmerzen in der Herzgegend und Merkmale verspüren, die auf einen drohenden Herzinfarkt hindeuten.

Vielleicht untersucht man Sie ganz tadellos und klärt gut ab, was der Grund für die Beschwerden ist, und handelt danach.

Oder es verläuft so:

Der Doktor hört Sie sehr wahrscheinlich interessiert (vielleicht etwas ungläubig) an und überprüft sofort Ihren Herzzustand, indem er neben weiteren Untersuchungen ein EKG (Elektrokardiogramm) schreibt. Hierbei werden Herzströme gemessen, die nach einem Infarkt eine Änderung gegenüber einem Herzen anzeigen, welches noch keinen Schaden durch Gewebeuntergang erlitten hat, also nach einem Infarkt oder zumindest nach dessen Beginn.

Haben Sie richtig gelesen? »… nach einem Infarkt …« Also, kann hier etwas nicht stimmen, weil es nicht heißt, «… vor dem Infarkt«.

Also, da kein Infarkt angezeigt wird, schickt Sie der Doktor wieder nach Hause und sagt Ihnen, dass Sie keine Angst zu haben brauchen, es liegt kein Herzinfarkt vor, d.h. es besteht kein Grund, etwas zu unternehmen. So lief das bei mir immer ab.

Der Doktor hat ja vielleicht in dem einen Punkt auch recht, wenn er sagt, dass er nichts findet, aber das bedeutet noch lange nicht, dass alles i.O. ist. Denn eine evtl. vorhandene hochgradige Stenose kann er ohne Katheter nicht sehen. Aber gerade diese kann der Gefahrenherd sein, der Ihnen das Leben kosten kann.

Solange das Herz noch keinen Schaden genommen hat, d.h., noch kein Herzmuskelteil abgestorben ist, wird das EKG (wie schon zum x-ten Mal besprochen) nichts von dem drohenden Notstand anzeigen. Ich habe schon erwähnt, dass bei mir auch 100%-Verschlüsse nicht aufgedeckt wurden, was normalerweise längst zum Infarkt geführt hätte (ich hatte aber ASS und Nitro eingenommen). ASS verdünnt das Blut, und Nitro erweitert die Blutgefäße; damit wird die Versorgung des Herzmuskels entscheidend verbessert, sodass der Herzmuskel nicht abstirbt und die Beschwerden zurückgehen, im Gegensatz zu der Situation, wenn man die Medikamente nicht einnimmt.

Wie ich meinen Herzinfarkt verhindert habe:

Medikamente sind dazu da, die Beschwerden des Patienten zu lindern oder ganz auszuschalten, sagt der Doktor. So weit, so gut. Und ich meine, nur so lange, bis der Herd der Beschwerden gefunden und abgestellt ist. Aber das wird aus meiner Sicht nicht immer ernst genug genommen oder verfolgt.

Wenn Sie nun festgestellt haben, dass Sie Beschwerden am Herz haben, aber noch nicht so schlimm, wie vorher beschrieben, sondern leicht, sodass Sie sich unsicher sind, ob es das Herz ist, gehen Sie zum Arzt, und melden dies.

Wenn der Arzt mit Ihnen ordentlich alles abklärt, und Sie, falls notwendig, zur Katheter-Untersuchung überweist, ist alles wunderbar und richtig, andernfalls, wie bereits beschrieben, eben nicht.

Falls Sie aber unverhofft in die Lage kommen, dass Sie Ihren Arzt so schnell nicht erreichen können, beispielsweise auf einer Segeltour, Sie aber Bedenken bekommen, dass es ernst um das Herz sein könnte, brauchen Sie keine Angst zu haben, einen Herzinfarkt zu erleiden, denn dafür habe ich ein bei mir funktionierendes und zigfach bewiesenes Rezept gefunden, und zwar:

Zwei ASS 500mg einnehmen, und drei Stöße Nitroglycerin in den Mund unter die Zunge geben, sowie drei Nitro-Tabletten je 60mg einnehmen und sich möglichst ruhig verhalten. Danach alle ½ Std. zwei Stöße Nitro-Spray, ca. 12 Std. lang, bis die Nitrotabletten anfangen zu wirken. Voll wirksam sind die Nitrotabletten bei mir erst nach 4 bis 5 Tagen.

Anschließend pro Tag: 2 x ASS Protekt 500mg und 3 Nitrotabletten 60mg weiter einnehmen, bis zur Hilfe durch den Arzt oder natürlich den Herzkatheter. Wenn Ihr Arzt Sie nicht dem Herzkatheter zuführen sollte und auch nicht alles klärt, müssen Sie wohl oder übel die ASS und Nitro-Tabletten weiter einnehmen, bis Sie ein Katheterlabor gefunden haben. Evtl. mit neuem Arzt.

Vielleicht war es noch nicht so schlimm mit Ihrer Empfindung, d.h. vor Angst haben Sie ein bisschen zu voreilig gehandelt. Das macht nichts, besser vorgesorgt als gestorben.

In meinem Fall: Der Arzt muss mir dann beweisen, dass das Herz noch i. O. ist und ich beruhigt weiterleben kann.

Beim wieder Zurücknehmen der Nitro-Tabletten (ASS noch nicht!) merke ich ja, ob die Herzbeschwerden weg sind oder wiederkommen. Dann geht das Spielchen wie zuvor erneut weiter.

Mit abnehmender Nitro-Dosis spüre ich sicher, ob das Herz ok ist oder nicht.

So hat das bei mir zehn Jahre lang bestens geklappt, da ich meinen guten Katheter-Doktor hatte, zu dem ich dann jeweils in Ruhe hinfahren konnte und durch den ich die Engstelle aufgedehnt bekam, ca. 20 mal.

Mit dieser genannten Methode wird nicht nur das Absterben von Herzmuskelzellen verhindert, sondern auch dem Herzmuskel etwas mehr Nahrung (=Blut) zugeführt, als dieser gerade verbraucht, bis zur baldigsten!! Hilfe durch den Katheter. Die Nitropillen ISMN 60 erweitern die Blutgefäße, und somit erhalten auch die Herzmuskel etwas mehr Blut, was das Absterben gerade eben verhindert, vor allem wenn das Blut durch das ASS dünnflüssiger geworden ist.

Ein Arzt zweifelt mit Sicherheit an meiner soeben geschilderten Art, einen Infarkt abzuwehren.

Diese oben geschilderte Methode hat bei mir immer geklappt, natürlich immer vorausgesetzt, der Infarkt hatte noch nicht eingesetzt. Also immer rechtzeitig beginnen, auch auf die Gefahr hin, dass es unnötigerweise zu früh war. Das macht nichts; viel besser als zu spät und tot.

Nitrospray und Nitrotabletten

Vielleicht sind Sie jetzt unsicher, ob es tatsächlich nötig war, so zu handeln. Kein Problem. Sie brauchen nur die Nitropillen zu reduzieren, dann merken Sie, dass die Beschwerden wieder kommen. Das war dann der Beweis, dass alles richtig war und ist, und Sie können beruhigt die Untersuchung mit dem Herzkatheter verlangen, falls nicht bereits geschehen.

Bei mir meldet sich der drohende Infarkt immer mit Unwohlsein bis Übelkeit an, z.B. wenn ich einen beschichteten Stent eingesetzt bekommen habe und sich darin noch Thromben bilden. Dann eine 500er-ASS, und schon wird es wieder besser, der Thrombus ist wieder aufgelöst oder abgelöst.

Jeder Arzt wird wahrscheinlich schimpfen, von wegen Blutungsgefahr bei dem vielen Aspirin. Vielleicht ist ihm dann der Herzinfarkt lieber.

Ich habe jedenfalls meine eigenen Erfahrungen mit dem geschilderten Aspirin und konnte den Infarkt ganz eindeutig immer abwenden bis zur Abhilfe durch den Katheter. Oder wenn man den Grund kennt, dann ist man eben die nächsten Monate etwas vorsichtig, das vergeht ja mit fortschreitendem Überwachsen des Stents, falls es davon kam. Im Normalfall ist es jedoch immer ein sich verengendes Herzkranzgefäß. Ich kannte ja – Gott sei Dank – den immer hilfsbereiten Doktor, der mir dann jedes Mal mittels Katheter half. Das Befinden in dieser Zeit bis zur Hilfe war natürlich immer angespannt, aber die Methode half zuverlässig. Bei meinem ersten Infarkt hatte ich diese Kenntnis leider noch nicht, aber trotzdem zufällig eine Aspirin 500 zur Hand. Das hat völlig unbewusst zuerst auch geholfen.

Da ich jedoch dann keine weiteren ASS mehr eingenommen hatte, bildete sich ein paar Stunden später beim zweiten Anlauf doch noch ein Thrombus. Das war dann der Infarkt. Ich hatte halt noch nicht die Erfahrung.

Später habe ich dann immer zusätzlich Nitro-Spray und Nitro-Pillen eingenommen, weil ich das dringende Gefühl hatte, dass es ohne nicht ausreicht. Aber wer probiert schon mal aus, ob er anders auch überlebt. Sicher ist sicher, wenn vorhanden, also ASS-Tabletten, Nitro-Spray und Nitro-Tabletten sowie Clopidogrel schlucken hat mir immer zum Erfolg verholfen, d.h. den Infarkt verhindert.

Nur wirken Tabletten erst viel später, mindestens vier Tage, bis im Körper ein Schutz-Spiegel aufgebaut ist, weshalb zuerst immer Nitro-Spray und dann die Tabletten.

Aber hierbei auch wieder beachten, dass Sie nach dem Nitro-Spray nicht sofort die Tabletten mit Wasser nehmen, um dem Spray etwas Wirkzeit zu gönnen und damit es nicht weggespült wird. Aber solche Arzneien hat sicher niemand im Haus, außer Sie hatten bereits »herzlichen« Kontakt mit Ihrem Arzt, der Ihnen diese Sachen schon verschrieben hatte.

Hier wird bereits ein Grundfehler deutlich. Beim mitdenkenden Mensch muss hier für genügend Wissen gesorgt werden, um diese Medikamente zur selbstverständlichen Vorsorge im Haushalt zu integrieren, etwa wie ein Heftpflaster, nur viel viel wichtiger, so etwa ab dem 45. Lebensjahr. Das ist zwar ein bisschen früh, aber lieber zu früh als zu spät vorgesorgt. Ab dem 50. Jahr wird es dagegen doch langsam ernst, unbedingt vorzusorgen. Vielleicht sind Sie ja ein Mensch mit noch tadellos fehlerfreien Herzkranzgefäßen, dann brauchen Sie das alles nicht. Aber wenn Sie Ihr Herz ab und zu spüren, brauchen Sie diese Vorsorge dringend.

Auch wenn Sie als jüngerer Mensch schon solche Probleme mit dem Herz haben, gilt die Tabletten-Version natürlich genauso.

Solange sich – vielleicht auf Anregung durch dieses Buch hier – in dieser Situation noch nichts Allgemeines in großem Stil getan hat, würde ich mir wenigstens ein Privatrezept für diese zwei Medikamente besorgen (= Nitro-Spray und Nitro-60-Tabletten). ASS 100, ASS 300 und ASS 500 kriegt man ja in der Apotheke gegen Bargeld. Natürlich Aspirin mit Verstand einnehmen, d.h. ASS-Protekt wählen. Nun wird ein Arzt das Nitro-Medikament nicht so ohne Weiteres rezeptieren. Wenn Sie aber Ihr Herz schon einmal gespürt haben und dem Arzt erklären, dass Sie viel unterwegs sind und das Medikament für Ihre gesundheitliche Sicherheit gern im Haus haben möchten, kann er es eigentlich nicht guten Gewissens ablehnen. Höchstens, dass er ein Privat-Rezept ausstellt. Das ginge ja auch für den Anfang.

Im Ernstfall genügt ja auch schon ASS 500 allein. Aber nicht, dass es zur Entzündung der Magenschleimhaut kommt. Dafür gibt es ja das ASS-Protekt. Nur ist die Zeit, bis es wirkt, etwas länger, wo es hier auf jede Minute ankommt.

Wenn ich nur ASS-Protekt zur Hand habe, zerkaue ich das erste Exemplar wegen der dann schnellen Wirkung.

Das weitere Schicksal hängt natürlich davon ab, ob Sie ein Herzkatheter-Labor finden, welches Ihnen das soeben Erlebte glaubt, eine Gefäßerweiterung mittels Herzkatheter durchführt und Ihnen somit das Leben rettet, bzw. auf jeden Fall Sie mittels Katheter untersucht, ob Sie richtig gefühlt hatten oder ob es was anderes war.

Noch lange Untersuchungen oder sonstige Verzögerungen sind hier alles andere als angebracht, parallel natürlich auch ganz gut, ist aber mit Vorsicht zu genießen, weil mit ziemlicher Garantie dabei herauskommt: »Es liegen keine Anzeichen für einen Herzinfarkt vor.«

Denn täuschen kann sich jeder, aber wenn es zu spät ist, ist es leider zu spät. Zurückdrehen und lebendig machen geht nicht mehr. Und wenn Sie einmal ein paar Pillen davon unnötigerweise eingenommen haben sollten, so ist das das allerkleinste Übel und selbst ein evtl. nicht so dringend angewendeter Katheter ebenfalls. Ich kann nur berichten, dass ich mich bereits dreimal mit voll verschlossenem Herzkranzgefäß über mehrere Tage schadlos über Wasser gehalten habe, bis ich einen Termin bei meinem Katheter-Doktor erhalten konnte. Und das jedes Mal mit dem Umstand, dass ich 250 km Auto von zu Hause bis zum Katheter-Doktor selbst fahren musste.

Und in praktisch gleicher Situation, als bei mir nicht die normalen Blutgefäße, sondern die im Katheter-Bild nicht mehr sichtbaren Mikrogefäße zu ca. 2/3 verstopft waren, habe ich das drei Jahre lang ununterbrochen bewiesen. Ohne die riesige Blutverdünnung wäre ich schon längst tot. Damit ist die Vorgehensweise mit der Blutverdünnung ca. 500-fach bewiesen, ohne nennenswerte Blutungen. Aber dazu später mehr.

Ich hatte jedenfalls Glück mit dem Herzkatheter-Labor, welches mir immer das Leben gerettet hatte, und meine Eigendiagnose war ausnahmslos richtig, es war immer hohe oder höchste Eisenbahn, d.h., es hat immer alles wunderbar gepasst.

Das sage ich jetzt nicht, um meine Künste hervorzuheben, sondern deswegen, um zu zeigen, dass es durchaus möglich ist, seine Situation selbst zu erkennen und sein Leben zu retten, zuerst auch ohne Arzt, der beurteilt, ob es Ernst ist oder nicht.

Ohne Arzt, entweder weil man erst mal sicher sein will, sein Herz zu fühlen, oder ein Arzt nicht gleich erreichbar ist.

Ihr Hauarzt kann, wenn es nötig ist, erreichen, dass Sie eine Katheter-Untersuchung erhalten. Aber Sie müssen einen guten Draht zu ihm haben, und er muss Ihnen ebenfalls vertrauen.

Dass ich dies hier so erwähne, soll gleichzeitig eine Anspielung darauf sein, dass es trotz aller Werbung – Sie sollten sich rechtzeitig beim Arzt melden – noch zu viele Patienten gibt, die an einem Herzinfarkt unnötigerweise versterben, weil sich viele Patienten erst mal scheuen, gleich einen Arzt anzufordern.

Wenn Sie Hilfe über Ihren Hausarzt erhalten, ist das in Ordnung. Wenn nicht, ist das weniger gut, dann haben Sie wenig Chancen, rechtzeitig vor dem Infarkt Hilfe zu bekommen. Erst wenn der Infarkt passiert ist und Sie ihn überlebt haben, haben Sie Glück gehabt, andernfalls wird das ein Glückspiel, dass das Auffangen durch den Notarzt noch klappt.

Auch das ist kein Hirngespinst, sondern ein Erlebnis von mir, weil eben ein drohender Infarkt durch Instrumente so gut wie nicht nachweisbar ist.

Ich kenne einige Herzpatienten, denen genau auf diese Weise tatsächlich geholfen und somit das Leben gerettet wurde. Aber mein Hausarzt hat mir dagegen nicht auf diese Art geholfen, sondern mich zum Kardiologen überwiesen, der dann die tolle Feststellung traf, dass mir nichts fehle, weil das Instrumentarium noch nichts Verdächtiges anzeigte.

Zu der Tatsache, dass im Zuge z.B. von einem Belastungs-EKG der Patient durchaus etwas Ernstliches davontragen könnte, habe ich doch allen Ernstes vom Katheter-Doktor-Personal dazu gehört: »Das macht nichts, wir sind ja da.«(?!) So groß ist bereits die Gewöhnung an den Umgang mit allen Eventualitäten, auch des Infarktes, und somit evtl. des Todes.

Wenn Ihnen die Beruhigung durch den Kardiologen nicht genügt und Sie energischer werden und mehr Handlung verlangen, wird er vielleicht Sie als eingebildeten Kranken abstempeln und eine Überweisung zum Psychotherapeuten ausstellen. Der Arzt meint dann, leitlinienkonform zu handeln.

Auch das ist pures Erlebnis von mir, und zwar nicht einmal, sondern oft, weil ich mich erst mal vor dem weiten Weg zu meinem Katheter-Doktor bewahren wollte, vor allem im Winter bei Glatteis mit dem Auto. In so einem Fall, wenn ich mein Herz wieder einmal ganz gefährlich spürte, habe ich die »112« angerufen und meine Situation geschildert.

Der Doktor holte das EKG-Gerät heraus, und konnte keinen Fehler am Herz feststellen. Standardauskunft: »Wir nehmen Sie mit ins

Krankenhaus, die haben ein viel leistungsfähigeres EKG-Gerät.«

Die Untersuchung im Krankenhaus hat dann auch nicht mehr ergeben, und so landete ich wieder zu Hause. So lief das immer.

Aber es gibt selbstverständlich auch noch gute Ärzte, wie die folgende Notiz zeigt:

Text in HERZ HEUTE 1/2004, S. 28: »Ich hatte Glück. In der Kur traf ich auf einen Arzt, der sich Zeit nahm. Er fragte mich genau aus, untersuchte mich, und schickte mich mit Verdacht auf koronare Herzkrankheit in das Leipziger Uniklinikum. Dort brachte der Herzkatheter die Wahrheit an den Tag.«

Was man mit einer oder zwei ASS-Pillen bewirken kann, kennt offenbar auch kein Kardiologe so richtig, oder was meinen Sie, wenn ich das genau erwähnt habe, und der Kardiologe reagiert darauf überhaupt nicht, egal wie eindringlich ich dieses auch schildere? Die überzeugende Wirkung dieser zwei Pillen wird schlichtweg als unmöglich abgetan, und damit Schluss. So habe ich das erlebt. Was ein Arzt in der Vorlesung gehört hat, ist die Bibel. Alles andere stimmt nicht, habe ich vernommen.

Im Krankenhaus wird man an die Herzüberwachung angehängt, aber keine dieser Untersuchungen zeigt einen Fehler am Herzen an, und so kommt es zu der vielversprechenden Entlassung, nahezu immer mit der Aufforderung, den Magen untersuchen zu lassen. Ansonsten liegt man wieder sauber zu Hause auf der Couch und würde gerade verzweifeln, wenn man nicht eine gute, leider weit entfernte Adresse hätte, die man dann postwendend anrufen kann.

Bis zum Termin bei meinem Katheter-Doktor, sagen wir so meist in einer Woche, musste ich mich halt tapfer durchschlagen. Ich war mir zwar immer sehr sicher, dass es sich um die befürchtete Stenose handeln würde, aber nie 100%, und so wählte ich immer den »Dienstweg«, anstatt auf einen sofortigen Termin zu bestehen.

Dort kam dann jeweils eine Stenose, meist von 70 oder 80% heraus, manchmal aber auch 100%. Und dieses gesamte Spielchen ging dann auch fehlerlos weiter, d.h. etwa jedes Jahr, einmal oder auch zweimal, hatte ich meine Stenose, bis zu dem Zeitpunkt, da mir der Katheter-Doktor zwei beschichtete Stents hintereinander eingesetzt hatte. Damit begann das große Drama, aber die ganze Geschichte später.

Nicht ein einziges Mal ist mir im Krankenhaus rechtzeitig geholfen worden. Einmal hat man mich behalten und an die Dauerüberwachung angeschlossen. Nach ca. drei Stunden habe ich dort im Klinikum meinen Infarkt erlebt. Nebenbei gesagt antwortete der Chefarzt auf meinen Vorwurf, dass ich genauso gut hätte draufgehen können, mit:

»Wir haben sehr gute Reanimationseinrichtungen.«

Also ist damit bewiesen, dass es nicht möglich ist, den Infarkt durch Instrumente vorher zu erkennen, und gleichzeitig bewiesen, dass man noch lange nicht geholfen bekommt, wenn man den drohenden Infarkt fühlt, im Gegensatz zu der vielversprechenden Werbung an jeder Plakatsäule, und in vielen Druckerzeugnissen: »Jede Minute zählt.«

Man ist als Patient erst dann richtig gemeint, sofern nicht die die ganz schweren Symptome vorliegen, wie von HERZ HEUTE benannt, wenn der Infarkt schon im Gange ist, denn vorher zeigt kein Instrumentarium des Doktors etwas an, und somit wird meistens auch solange nichts unternommen, bis die Instrumente etwas anzeigen. Und ob man den überlebt? Das hatten wir auch schon. Man kann das Ganze nicht oft genug wiederholen.

Und ich bitte um Entschuldigung, wenn ich mich in allen Dingen so oft wiederhole, aber das passiert halt bei einem so wichtigen Thema.

Laut dem bisher von mir Gesagten ist also der Patient der einzige, der in der Lage ist, einen anrollenden Infarkt zu erkennen, bevor dieser Schaden anrichtet, natürlich nur nach entsprechender Unterrichtung des Patienten, worauf er zu achten hat. Das heißt weiterhin, dass der Arzt auf keinen Fall seiner Maschinerie allein vertrauen darf, sondern einzig den Beschreibungen des Patienten. Und genau hier liegt der Hase im Pfeffer.

Wenn der Patient etwas Medizinisches sagt, dann gilt nach meiner bisherigen Erfahrung für den Arzt auf jeden Fall erst mal, dass der Patient keine Ahnung habe von allem, da er das nicht studiert habe. Auch das habe ich in meiner »Herz-Karriere« schon oft deutlich zu hören bekommen, auch wenn das noch so sonnenklar richtig war, was ich meinte. Wenn ich mir also in allen diesen Fällen nicht selbst geholfen hätte, wäre ich auch deshalb längst tot.

Im Laufe dieses Buches erfahren Sie noch genauer, was einem so alles entgegnet wird. Es ist schon ein Kreuz, d.h., zu viele Kreuze. Auch das ist der Grund, weshalb ich mich hingesetzt, und dieses Buch zusammengeschrieben habe.

Solange dieses bisherige Spielchen, dass der Patient in jedem Falle dumm ist, d.h., auch nicht unterrichtet wird, und der Arzt alles weiß, sich nicht ändert, wird sich bei den Herzinfarkten, d.h., deren Häufigkeit, nicht viel ändern.

Rolle des Arztes aus meiner Sicht

Da Ihr Arzt weder einen Herzinfarkt, noch verengte Kranzgefäße hat, ist es ihm unmöglich, Ihre Situation exakt mitzuempfinden. Das war bei mir genauso. Das meine ich aus meiner eigenen Erfahrung über die Jahre.

Auf seine Instrumente kann er sich auch nicht verlassen, wie bereits erörtert.

Da bleibt nach meiner Erfahrung nur eine Methode, die untrügliche Ergebnisse liefert: die Überprüfung meiner Beschwerden mittels Nitropillen.

Werden meine Herzbeschwerden nach der Einnahme geringer, oder verschwinden, ist alles klar.

Die auswendig gelernten Schlagwörter abzufragen ist einfach viel zu wenig.

Ich muss allerdings genau fühlen und wissen, ob alles in Ordnung ist. Und der Patient muss genauestens unterrichtet werden, worauf er zu achten hat und wie er in seinen Körper hinein zu hören hat.

Ich gehe sogar soweit in meiner Auffassung, dass der Patient verpflichtet werden muss, sich Kenntnisse anzueignen, diese Krankheit bei sich möglichst früh zu erkennen, damit die Kosten für vermeidbare Behandlungen möglichst niedrig gehalten werden können, weil wir ja alle selbstverständlich für die Krankheit des anderen immer mit aufkommen. Evtl. sogar eingeschränkte Leistung, wenn der Patient eine Unterrichtung verweigert.

Mir ist natürlich klar, wie heikel dieser letzte Satz in unserer Gesellschaft ist, aber einer muss ja mal mit der Wahrheit anfangen. Das gilt für viele andere Themen genauso.

Man hat z. Zt. leider keine Möglichkeit, den Arzt zum Katheter zu bewegen, wenn er das anders sieht.

Oder was sagen Sie, lieber Leser, dazu, wenn z.B. eine Frau mit dringendem Verdacht auf Herzinfarkt mit Notarztwagen ins Krankenhaus gebracht wird und der Doktor, d.h., der verantwortliche Kardiologe, sagt nein, wir untersuchen erst mal den Magen, und die Frau, Ehefrau und Mutter stirbt, bevor der Magen untersucht worden ist, an Herzinfarkt. Wenn diese Frau nicht gestorben wäre, wäre dies ein ganz normaler Vorgang, und wenn sie also gestorben ist, auch! Eine Schande, denn das ist tatsächlich so passiert.

Wenn man einem Arzt, besonders einem Kardiologen, die Geschichte mit dem Aspirin und den Nitromitteln erzählt, glaubt er das natürlich nicht. Er behauptet, meine Medizin habe gar nichts bewirkt. Das Überleben des Herzmuskels sei allein auf Kollateralen zurückzuführen. Unter Kollateralen sind Hilfsadern zu verstehen, die sich bei schlechter Blutversorgung von einzelnen Herzmuskelbereichen von selbst bilden. Wenn solche vorhanden sind, sieht man diese bei mir im Katheter-Bild, jedenfalls solche von Bedeutung. So habe ich das jedenfalls mit verschiedenen Ärzten erlebt.

Kollateralen

In meinem Fall traf das mit Kollateralen nicht zu. Die einzige Stelle, an der bei mir Kollateralen erkennbar sind, ist die Stelle, an der der Infarkt im Krankenhaus passiert ist. Die Kollateralen haben aus meiner Sicht nichts bewirkt, höchstens dass ich den Infarkt etwas besser überlebt habe als ohne, aber mehr nicht. Und das ist nur Vermutung. Es hat also trotzdem einen waschechten Infarkt gegeben, nur halt nicht tödlich.

Sicher gibt es auch solche Konstellationen, bei denen Hilfsadern einen Infarkt verhindern, oder in nur sehr geringer Stärke ausfallen lassen, aber in meinem Fall kaum.

Als ich die vorgenannte Möglichkeit der Blutverdünnung noch nicht kannte, habe ich mir meinen ersten Herzinfarkt eingefangen. Dass dieser nicht tödlich ausgegangen ist, liegt sehr wahrscheinlich daran, dass ich ohne die Bedeutung zu kennen, einige Stunden vorher die schon erwähnte 500-er-Aspirin eingenommen hatte.

Die Frage ist nur, was passiert wäre, wenn ich den Trick da schon gekannt und keiner mir geholfen hätte; denn die Untersuchungen hätten nichts erbracht und ich wäre machtlos gegen jeglichen Arzt gewesen, der mich selbstverständlich wieder nach Hause geschickt hätte, mit der Diagnose: alles in Ordnung.

Dass ich hier behaupte, eine Untersuchung hätte nichts gebracht, ist dadurch zu sehen, dass »nur« zwei Verengungen bestanden mit 1 x 60% und 1 x 70%, was in keiner Untersuchung feststellbar ist, außer mit dem Herzkatheter.

Eine beliebte Methode, wie schon erwähnt, etwas zu tun, wenn der Arzt nicht weiter weiß, ist, den Patienten zum Psychiater schicken zu wollen, was mir in etlichen Fällen widerfahren ist. Natürlich habe ich dankend abgelehnt und damit war der jeweilige Arzt Vergangenheit.

Nicht, dass die Herzkranzgefäßverengungen überhaupt passieren, ist die Schuld an der Vielzahl der Toten und Geschädigten, sondern die Tatsache, dass die drohenden Infarkte sehr wohl vorher erkennbar sind, dies jedoch nicht genutzt wird. Voraussetzung natürlich, der Patient hat sich rechtzeitig beim Arzt gemeldet mit Beschwerden, die zum Infarktverdacht gehören könnten. Und damit sie sich melden, sollte am besten die schon besagte Unterrichtung eingeführt werden (zum eigenen Glück und um Kosten und Leid zu sparen). Oder einfach mein Buch lesen.

Die allgemeine Auffassung, dass man einen Menschen nicht zu seinem Glück zwingen soll oder kann, gilt hier weniger, weil außer der Belastung der Verwandten und Geschäftspartner vor allem der Geldbeutel hier ein Wörtchen mitzureden hat. Die gleichen Gedanken gibt es ja schon, z.B. beim Rauchen. Nur geschieht hier nichts Richtiges, weil der Staat = Gesetzgeber, kräftig mitverdient, was zu dem Schluss führt, dass, vornehm ausgedrückt, unsere Regierungsform auch hier noch etlichen Spielraum für Verbesserungen aufweist. Eine sehr einfache Angelegenheit mit festgelegten Fragen und Antworten zwischen Arzt und Patient könnte evtl. sinnvoll sein. Eine bessere Lösung wäre hier ganz leicht zu finden. Man muss lediglich beachten, dass, wenn der Patient Beschwerden merkt, der Herzmuskel nicht mehr ordnungsgemäß arbeitet, d.h. die Blutreserve im Herz weitgehend aufgebraucht wird, und das Herz nicht mehr sehr weit davon entfernt ist, Schaden zu nehmen.

Nur wenn die Beschwerden noch relativ gering sind, ist der Begriff »rechtzeitig« noch vertretbar, aber dann gilt das leider für den Doktor noch nicht, weil sein Instrumentarium noch nichts melden kann, eine Misere.

Mir ist es passiert, dass der Arzt, als ich von Herzschmerzen sprach, auf mich zukam, und mir kräftig in die Brust gekniffen hat. Ich dachte, er wolle etwas prüfen, um weiter zu entscheiden, was zu unternehmen ist. Da aber nichts weiter kam, kapierte ich, dass er mir nur zeigen wollte, dass nicht jeder Schmerz in der Brust mit dem

Herz zu tun hätte, und gleich gar nicht, wenn der Patient das selbst annimmt. Wie sich später herausstellte, handelte es sich zu diesem Zeitpunkt um eine 70%-ige Verengung im Herzkranzgefäß, laut Herzkatheter.

In der anschließenden Zeit bis zum Herzkatheter habe ich natürlich immer streng darauf geachtet, den Körper, d. h. den Blutkreislauf ja nicht zu viel zu belasten, sowohl physisch als auch psychisch, was beim Autofahren schnell mal passieren kann.

Bei den schon erwähnten Diagnosen des Arztes hatte ich immer das Gefühl, dass der Doktor tatsächlich an seine Befunde, d.h., an seinen EKG-Befund, glaubt. Da müssen zwangsweise ungute Gedanken aufkommen, denn man kann doch ganz allgemein niemals einer Untersuchung trauen, wenn der Verdacht besteht, dass die Untersuchung bei anderen schon mal versagt hat, was beim EKG fast immer der Fall ist, sofern nicht andere Ursachen mit im Spiel sind, wie Herzklappen oder anderes.

Das Erstaunlichste daran ist für mich, dass, egal, welchen Arzt man darauf anspricht, der zwar zugibt, dass es Fälle gibt, bei denen das EKG nicht die Wahrheit sagt, und trotzdem verteidigt jeder das EKG.

Ein Arzt kann halt nur das tun, was ihm mit den vorhandenen Apparaten möglich ist. Aber wenn ich mir die Befunde ansehe, die mir zu Ohren und Augen gekommen sind, muss ich fragen: wie aussagekräftig ist dies alles für den Patienten?

Es wird vielleicht festgestellt, dass die »rechte Herzkammer etwas erweitert und die Mitralklappe etwas undicht ist, die Pumpfunktion mit EF 55% (EF=Ejcktionsfraktion) abcr noch gut ist«. Abcr ohne Hinweis z.B., ob eine Stenose besteht, mit welchem Gefährlichkeitsgrad, oder nicht. Woher auch?

Diese Untersuchungen sind gut und richtig, aber ohne wichtige Klärung der Gefäßzustände doch sehr unvollständig, sodass ich als zugegeben sehr kritischer Patient fast zu dem Urteil komme, »ungenügend«, und sogar destruktiv, da die »geprüften« Patienten einerseits wenig mit den Ergebnissen anfangen können, da alles ein bisschen nichtssagend für den Laien ist, andererseits aber die große Gefahr besteht, dass der Patient sich denkt: Ich bin ja geprüft, mir kann nichts passieren, und in Wirklichkeit weiß er nichts über evtl. Gefäßverengungen.

Dass dann der Patient eines Tages aus heiterem Himmel umfällt durch Herzinfarkt, ist die große Überraschung, denn der etwas weniger ängstliche Patient zieht den Schluss, »ich kann mich jetzt sicher fühlen nach dem Motto: mir kann ja nichts passieren, ich bin ja geprüft«, denn die eventuell hochgradigen Stenosen von 60, 70 und 80% wurden nicht ermittelt.

Bei meinem ersten Besuch auf der Intensivstation in eigener Sache (bei meinem ersten Herzinfarkt), lag genau so eine Patientin neben mir. Vom Bergspaziergang wurde sie mit dem Hubschrauber gerade eingeflogen. Sie hatte überlebt.

Ich habe zwar auch kein genaues Rezept, wie man das mit einfachen Mitteln sicher verbessern kann, aber dass hier verbessert werden muss, dessen bin ich mir sicher. Vielleicht doch insoweit, dass zu einer kardiologischen Überprüfung immer ein Herzkatheter gehören muss. Alles andere sind nur Kosten ohne wirklichen Wert.

Ich kann mich z. B. noch gut daran erinnern, dass ich noch wenige Tage vor meinem Infarkt bei einem Halt auf einem Bergpass vor Freude auf dem Felsengelände herumgetollt bin, und auf Grund des EKG Ergebnisses, »alles i.O.«, keine Bedenken hatte, etwa mein Herz zu strapazieren. Meine zwei Stenosen betrugen 60 und 70%, wobei der Infarkt an der 60%-Stelle wenige Tage später passierte. Eine Verhinderung dieses Infarktes wäre nur durch Herzkatheter vorher möglich gewesen. Fragen Sie mal in Ihrer Bekanntschaft herum, wer dafür wäre, selbst auf eigene Kosten sich per Katheter sicher vor einem Infarkt schützen zu lassen. Die Erkenntnis hält zwar auch nicht ewig vor, aber Sie könnten ja im Moment erstmal sicher sein, wenn Sie z. B. noch gute Arterien haben.

Beispiele von Infarkterlebnissen

… aus meinem engen Bekanntenkreis einschließlich von mir selbst, was so alles passierte:

1. Trotz EKG beim Hausarzt nach Herzbeschwerden habe ich meinen Infarkt bekommen durch Thrombus in einer der verspürten Engstellen. Da sich die Intensität der Beschwerden zwischen EKG und Infarkt nicht merklich verändert hatte, steht für mich fest, dass die Verengung von Herzkranzgefäßen zu der Zeit des EKGs grundsätzlich schon vorhanden war.

2. Meinen zweiten Infarkt habe ich dann, wie bereits erzählt, Jahre später nicht irgendwo draußen erlebt, sondern im hoch ausgerüsteten Klinikum, nachdem ich mich rechtzeitig, d.h., Stunden vorher mit genauer Beschreibung des drohenden Herzinfarktes, mit dem Notarztwagen habe einweisen lassen. Die Beschwerden waren so eindeutig vorhanden, und mittels ASS und Corangin überprüft, dass ich das absolut sicher sagen konnte. Aber so etwas als Patient mit einem Arzt besprechen zu können, ist nach meiner Erfahrung ein Ding der Unmöglichkeit. Alles, was der Patient sagt, ist nicht glaubhaft. Nicht

nur bei mir, wie ich schon öfters vernommen habe.

Außer Dauer-Überwachung nichts, bis es dort (im Krankenhaus) gekracht hat. Von anderen Patienten erfuhr ich, dass ich offenbar nicht der Einzige war, welchem solches widerfuhr, sondern dass dies gängige Praxis sei.

Ich habe über 40 Herzkatheter hinter mir und hatte so manchen Bettnachbarn zur Unterhaltung und Berichterstattung erlebt, incl. den Essensmitbürgern früh, Mittags und Abends in der Kantine des Rehazentrums.

3. Von einem dieser zahlreichen Mitmenschen erfuhr ich folgenden Ablauf: Mit Brennen in der Bauchgegend und Herzweh ging er zum Hausarzt. Dieser meinte, sein Magen wäre das, und verschrieb Magentabletten. Da es aber nicht besser wurde, ging er wieder zum Hausarzt, der meinte, dass es natürlich etwas dauere, bis die Tabletten wirken. Als es immer schlechter wurde, brachte ihn seine Frau ins Kreiskrankenhaus. Dort sagte man ihm, er sollte seine Tabletten besser einnehmen, und verschrieb noch mehr Tabletten gegen Magenbeschwerden. Als die auch nichts halfen, brachte ihn seine Frau ins Städtische Klinikum, in der Annahme, geholfen zu bekom-

men, denn inzwischen hatte der Patient schon übelste Beschwerden, die klar auf das Herz hindeuteten. Dort bekam er dann seinen Herzinfarkt, genau wie ich, den er überlebte. Er hatte den Eindruck, dass er seinen Beruf nicht mehr ausüben könnte, so heftig hatte es ihn getroffen.

4. Mein Freund, Rudolf T. aus Frankfurt, war genau wie ich rechtzeitig zum Arzt gegangen mit Beschreibung der Beschwerden am Herzen. Nur mit dem Unterschied zu mir, dass er den kurze Zeit darauffolgenden Infarkt nicht überlebt hat.

5. Wie bereits erwähnt, die Frau, die mit dringendem Verdacht auf Herzinfarkt ins Krankenhaus eingeliefert wurde, und nicht das Herz behandelt bekam, sondern es sollte erst der Magen untersucht werden. Tot.

6. Unser Weinhändler fühlte sich nicht gut und hatte Schmerzen in der Herzgegend. Im EKG war erst mal nichts zu sehen. Wen wundert es? Er sollte am Donnerstag nochmal zur Untersuchung kommen. Das klappte leider nicht mehr, denn am Mittwoch davor ist er an Herzinfarkt verstorben.

Diese Liste ist sicherlich nicht einmalig. Fast Jeder von uns hätte einige Fälle beizutragen. Im Prinzip sind die Fälle alle ähnlich gelagert, und das allein in meinem winzigen Bekanntenkreis.

Es gibt selbstverständlich auch anders verlaufende Arztbesuche, wo ein drohender Herzinfarkt erkannt und der dann dem Herzkatheter zugeführt wurde. Wie oft nichts Richtiges passiert, sieht man an der Zahl der Herzinfarkte: 300.000. Es ist natürlich nicht überall der Doktor schuld, aber bei einem gewissen Anteil denke ich schon, ohne es beweisen zu wollen, bedingt durch die allgemein übliche mehr oder weniger vorgegebene Verfahrensweise, bei Verdacht nicht gleich den Katheter einzusetzen.

Wenn sich die Patienten gar nicht beim Arzt gemeldet hatten, war wiederum der Patient nicht so einfach allein schuld, denn die Gesundheitseinrichtungen allgemein, im Verein mit den Ärzten haben den Patienten vorher nicht genug aufgeklärt, wie was passieren könnte, und wie man das verhindert und worauf er unbedingt achten muss, schon in allgemeinen täglichen Schriften und Belehrungen.

Die Beschreibungen in der Zeitschrift »Herz Heute«, die ich hier abgedruckt habe, sind aus meiner Sicht nicht falsch, aber ein verdammt spätes Stadium. Wenn es so weit gekommen ist, wie beschrieben, ist es eigentlich schon viel zu spät. Im Gegensatz dazu müssen Symptome benannt werden, die schon viel früher erkennbar sind, also noch keine hochgradige Gefahr darstellen (siehe meine Aufstellung). Wenn Sie, lieber Arzt und lieber Patient, das nicht so sehen, dann besteht eben immer Lebensgefahr.

Sodbrennen

Bei Brennen in der Brust wollen die Ärzte, wie ich jedes Mal erlebt habe, auf Biegen und Brechen erst den Magen untersuchen und nicht etwa das Herz und lassen es seelenruhig darauf ankommen, dass der Patient evtl. inzwischen einen Herzinfarkt davontragen könnte, anstatt allerschnellstens den Herzkatheter anzuwerfen.

Nach vielen Beobachtungen und sogar Gesprächen mit Kardiologen habe ich den Eindruck, dass diese auf keinen Fall den Katheter ansetzen wollen, wenn nicht feststeht, dass es sich um einen Herzinfarkt handelt. Das heißt, erst, wenn der Patient bereits in Todesgefahr ist.

Der Termin für die Magenspiegelung ist vielleicht erst in zwei Wochen. Kurz erwähnen muss ich noch, dass sich ein Brennen in der Brust, falls es vom Magen her kommen sollte, ganz einfach ohne Magenspiegelung beurteilen lässt, durch eine Tasse Milch. Damit verschwindet Sodbrennen in Sekunden, und das ist nicht nur preiswerter, sondern auch erheblich schneller als eine Mageuntersuchung. Falls das als Sodbrennen Empfundene vom Herz kommt, geht das von einer Tasse Milch natürlich nicht weg. Am bestens lauwarme Milch.

Untersuchungen auf alternative Beschwerden dürften doch nur geschehen, wenn diese noch so gering sind, dass sie solche Untersuchungen noch gefahrlos zulassen. Wenn es so dringend ist, wie bei der erwähnten Frau, ist es ein unfassbares Fehlverhalten, nicht allerschnellstens zum Katheter zu eilen. Und dabei ist bei mir die Gegend um den Magen häufig ein frühes Anzeichen für ernste Gefahr am Herzen. Bei mir das Anzeichen überhaupt, neben Unwohlsein. Also meist so: Erst spüre ich das Herz, danach das Unwohlsein, und das »wie Sodbrennen«. Oder zuerst das »wie Sodbrennen«, und dann noch leichten Schwindel und das Herz. Das ist dann schon höhere Eisenbahn. So weit sollte es nach Möglichkeit nicht kommen, weil der Weg bis zum Herzkatheter noch sehr weit ist, sondern spätestens, wenn man ganz leichtes »Sodbrennen« oder leichtes Unwohlsein verspürt, was sich nach dem ruhig Hinsetzen, und Nitrospray wieder verzieht, war es bei mir immer höchste Zeit für einen Katheter-Einsatz. Wichtig ist, dass »wie Sodbrennen« nach ruhig hinsetzen augenblicklich wieder vergeht. Wenn nicht, mehrere Stöße Nitrospray und mindestens eine 500-er Aspirin. Ich würde bei mir noch schnell die »Milchprüfung« machen. Wenn das dann die Angelegenheit bestätigt, spiele ich nicht mit meinem Leben und warte keinesfalls bis die Merkmale ganz drastisch ausfallen. Einerseits habe ich gepredigt, dass Sie keine Angst vor dem Herzinfarkt zu haben brauchen, weil ich Ihnen die Sache mit der Blutverdünnung »verraten« habe.

Andererseits rate ich, unbedingt zum Katheter zu eilen, da es sonst zu gefährlich wird. Dazu: Die Sache mit der Blutverdünnung stimmt selbstverständlich nach wie vor als Lebensversicherung. Nur sollte das als rettender Anker verstanden werden. Besser wäre es, auf jeden Fall die Stenose vorher in Ordnung zu bringen. Bei mir ist noch nie etwas passiert in Richtung Blutungsgefahr, aber die Ärzte sind da wesentlich stärker auf dieses Thema fokussiert.

Also, die Blutungsgefahr sehe ich als gering an, da Ihnen auch kein Mensch verbietet, zwei Aspirin 500 einzunehmen. Aber die vorherige Katheter-Untersuchung sollte immer Vorrang haben.

Wenn ich keinen Arzt finden konnte, der mir rechtzeitig mittels Katheter-Untersuchung hilft, bin ich wohl oder übel immer zu der Tablette ausgewichen und dann natürlich zu meinem guten Katheterdoktor geeilt.

Die von der Herzstiftung genannten Beschwerden habe ich noch nie genau so empfunden, obwohl ich genügende Male in einer, sagen wir, sehr fortgeschrittenen Situation war. Das Wort gefährlich war schon überschritten, da ohne hohe Einnahme von ASS und Nitro-Tabletten der Herzinfarkt schon fällig gewesen wäre. Aus meiner vorstehenden Schilderung ersehen Sie schon, wie man in die Situation hineingerät, bei der in Punkto Herzkatheter nichts mehr in Frage gestellt werden darf.

Wenn Sie, wie es einem von meinen Bekannten unterwegs ergangen ist, verdächtige Gefühle am Herzen spüren, bleibt Ihnen praktisch nichts anders übrig, als ASS 500mg einzunehmen, viel dazu zu trinken und noch mit Nitro-Spray nachzuhelfen. Sie können natürlich einen Notarzt oder Hubschrauber anfordern, aber bis dahin kann es schon zu spät werden, weil man Sie erst ins Krankenhaus bringt und dort durch die Mangel dreht und vielleicht herausfindet, dass Ihnen nichts fehlt. Das kann zwar auch stimmen, aber im Ernstfall bewahren die ASS 500 wahrscheinlich vor dem Infarkt, vielleicht vor dem Tod, so wie ich es persönlich x-mal erlebt habe. Das heißt, ASS 500 und eine Flasche Wasser bei einer Reise immer dabei zu haben, und Nitrotabletten natürlich auch. Zu Hause dann den Arzt aufsuchen.

Und genau so stellt sich die Situation im Fall einer sich bildenden Verengung bei mir.

Das heißt, es ist äußerst wichtig, evtl. sich bildende Verengung (=Stenosen) bei sich zu erkennen aufgrund von Merkmalen, die ich leicht erkenne. Das ist nicht so schlimm, wie Sie jetzt vielleicht mit Erschrockenheit meinen. Sie müssen nur das Buch lesen und einmal dabei vernehmen, worauf Sie im täglichen Leben so achten sollten. Das beschreibe ich ja eingehend. Ich habe das ja auch ganz einfach kapiert, und es hat danach immer fehlerlos funktioniert.

Sie brauchen im Ernstfall keine Angst zu haben, denn Sie haben ja gelesen, wie ich mich vor einem Herzinfarkt schützen konnte, durch die vorher beschriebenen Medikamente ASS und Nitro. Das müssen Sie aber beim Arzt melden. Falls der damit nichts anfangen kann, gleich den Arzt wechseln.

Mir ist es schon passiert, dass der Arzt zwei der offensichtlich auswendig gelernten Beschwerden abfragte, und als ich diese verneinte, antwortete er: »Dann haben Sie auch nichts am Herzen.«

Wie Sie jetzt wissen, ein riesiger Fehler eines Arztes. Bei mir verliefen die Beschwerden halt etwas anders, aber das interessierte den Doktor weniger. Die Beschwerden bei den einzelnen Menschen verlaufen doch offensichtlich so weit verschieden, dass die in der HERZ HEUTE-Druckschrift genannten Beschwerden noch weiter ausgeholt benannt werden sollten, sodass alle möglicherweise auftretenden gefühlten Beschwerden erkannt werden, und nicht etwa durch Nicht-Kennen unerkannt bleiben.

Die zweifellos vorhandene Unsicherheit infolge noch geringer Auffälligkeit der Merkmale ist eben die gewisse Schwierigkeit dabei. Aber man muss beim ersten Mal an sich und seinem Empfindungssinn arbeiten, damit die Gefahr, dass doch ein kommender Infarkt nicht entdeckt wird, nicht zu groß ist. Bei mir hat jedenfalls die Erkennung, dass ein Infarkt droht, immer geklappt, und trotzdem hatte ich immer Bedenken, dass ich dem Doktor eine falsche Eigendiagnose stellen könnte. Mir ist dabei noch kein Fehler passiert, aber der Doktor hat meine richtige Diagnose schon für falsch gehalten, und das war dann das Dilemma für mich.

Genau diese leichten Beschwerden habe ich z.B. immer rechtzeitig verspürt, d.h., bei Verengungen im Bereich von ca. 70 bis 80%. Ohne Medikamente sind die von HERZ HEUTE geschilderten Beschwerden ganz sicher fühlbar. Bei Einnahme der beschriebenen Medikamente gehen die Beschwerden zurück bis zur Unkenntlichkeit. Und gerade das ist dann die sichere Erkennung und zugleich die Gefahr, dass ein Arzt sagt: »Sie haben ja nichts.«

Wenn man also nicht die beiden Medikamente, ASS und Nitro, einnimmt, ist nicht nur das Gefühl recht präsent, sondern auch die Gefährlichkeit. Die Einnahme der Pillen senkt aber nicht nur die

Empfindung der Beschwerden ab, sondern auch die Gefahr im Moment im selben Maße. Das heißt natürlich auf keinen Fall, dass die Pillen das Problem gelöst hätten. Die haben es nur momentan zurückgedrückt. Da sich ja die Stenosen immer weiterentwickeln, also die Arterien sich immer mehr zusetzen, kann man sozusagen am Kalender anstreichen, wann mit Medikamenten die gleiche Beschwerden-Intensität erreicht ist wie heute ohne Medikamente. Das heißt, Medikamente sind, wie bereits erwähnt, nur ein provisorisches Hilfsmittel, bis der Herd der Beschwerden gefunden und abgestellt ist. Im Fall der Herzkranzgefäßverengungen also die Wiederaufdehnung durch den Herzkatheter.

Warum sich die Herzkranzgefäße zusetzen, ist noch nicht bekannt. Vielleicht ist bei Ihnen ein zu hoher Cholesterinspiegel schuld.

Wenn der Doktor einen erhöhten Cholesterinspiegel feststellt, helfen Cholesterinsenker wie z.B. Simvastatin oder dergleichen.

Aber gegen veraltete, spröde Arterien gibt es halt keine Reparaturmöglichkeit mehr, und man muss die Pillen leider lebenslang schlucken. Die Nitro-Pillen im Falle von Stenosen sind also nur eine einstweilige Hilfsmaßnahme, bis die Verengung wieder beseitigt ist.

Das war ein Ausflug, zu dem ich über das Thema Nitro-Mittel gekommen war.

Ich war vom Hauptthema, dem rechtzeitigen Erkennen der Symptome für eine Verengung einer Herzkranzarterie etwas abgekommen. Ich konnte aus den Empfindungen für mich immer entnehmen, ob Gefahr besteht oder nicht. Später werde ich noch genau aufzählen, wie man die einzelnen Empfindungen einordnen kann, um zu einem sicheren Ergebnis zu kommen. Vorher noch einige

Ich habe, als ich noch null Ahnung vom Herz hatte, schon festgestellt, dass ich das Herz auf einmal spüre als eine Art Schmerzquelle ab und zu bei Belastung. Das hätte richtigerweise als vollwertige Diagnose einer Herzkranzgefäßverengung schon ausgereicht, so einfach ist die ganze Angelegenheit, einen Infarkt zu verhindern, was ja leider bei mir die ersten zwei Male schiefgegangen ist.

Nun muss man so mitten drin im Leben erst mal überhaupt die Ruhe finden, sich so genau mit sich selbst zu beschäftigen, bzw. so in sich hinein zuhören, wie ich das hier propagiere. Aber so viel Pflichtgefühl für sich selbst sollte jeder schon aufbringen, und so viel Angst, dass wenn Sie sich vernachlässigen, Sie vielleicht schon kurze Zeit später sehr viel Zeit für sich haben, nämlich wenn das Kind im Brunnen liegt, im Krankenbett oder

Reha, oder noch schlimmer. Natürlich würde ich nicht bei geringen Beschwerden in der Bauch/Brustgegend zum Herzkatheter eilen, aber nicht noch ewig lange damit verbringen, sondern intensiv ausfragen, ob es sich um das Herz handeln könnte. Nicht einfach verneinen, sondern bei Verdacht neben anderen Prüfungen in Ruhe einen Katheter-Eingriff einplanen. Irgendwann wird er sowieso fällig. Also ärztliche Instrumente vergessen, die taugen nicht für eine sichere Diagnose, höchstens für eine Erkenntnis, dass Sie bisher noch keinen Herzinfarkt haben. Aber das hätten Sie vielleicht zur Not auch noch selbst herausgefunden.

Die Vergangenheit hat ja gezeigt, dass der Arzt, wenn er sich nicht auf seine Instrumente verlässt, sondern ein intensives Gespräch mit dem Patienten führt, schon ergründen kann, ob Gefahr droht. Hier war bei mir die Prüfanwendung von Nitro-Pillen eine sehr gute Hilfe, um in kurzer Zeit ein Ergebnis aus dem Hut zu zaubern, etwa innerhalb von vier bis fünf Tagen, so lange braucht die Nitropille, um sicher anzuzeigen, ob die Beschwerden vergehen.

So ganz ohne Grund erwähnt man wohl schon nicht solche Dinge, die mit dem Herz zu tun haben können. Ich kann mich noch sehr gut an Bekannte unserer Familie – es waren zwei Brüder – erinnert, die ab und zu mal zu Besuch kamen und sich an die Brust bzw. an das Herz griffen und sagten: »Ach, was sind wir doch arme Schweine, gehetzt, den ganzen Tag.« Es waren Fabrikanten. Beide sind wenig später an Herzinfarkt verstorben. Zu der Zeit gab es noch keinen Katheter. Ich will hiermit nur sagen, dass ich nicht glauben kann, dass man vor einem Infarkt gar nichts spürt an seinem Körper, halt nur nicht so heftig, wie in der HERZ HEUTE und anderswo beschrieben. Man muss eben sehr auf seinen Körper achten.

Ich kann mir auch nicht vorstellen, dass ich anders gebaut bin als meine Mitmenschen. Und ich fühle jede Verengung ab 60% so deutlich, und kann auch jede höhere Stenose auf wenige % genau bestimmen, unter Zuhilfenahme von (Prüf)-Medikamenten (Nitropillen). Mit Sicherheit nicht angeborenerweise, sondern angelernterweise, nachdem ich mangels ärztlicher Hilfe erst mal reingefallen war. Und die genaue Bestimmung der Verengung habe ich gelernt, nachdem ich ca. 20 mal die Verengung für mich abgeschätzt und durch den nachträglichen Katheter bestätigt bekam. Das brauchen Sie natürlich keineswegs, eine Stenose genau zu diagnostizieren, sondern es reicht, wenn Sie spüren, dass Ihr Herz spürbar ist, wenn Sie etwas angestrengt den Tag verbracht haben, den Rest soll der Doktor klären, indem er Sie ausfragt. Wenn er mit dem EKG-Gerät anrückt, anstatt Sie weiter auszufragen, können Sie das ruhig mit sich machen lassen und sich einen neuen Arzt suchen (siehe die Story weiter vorn, wo sich der Doktor in der Kur in Ruhe um den Patienten gekümmert und mit Hilfe eines Katheter-Doktors die Stenose entdeckt hatte). Nun werden Sie sicherlich nicht in Kürze in eine Kur fahren und schon lange nicht dort einen solchen Doktor finden, aber Sie wissen jetzt dann schon durch das Leben zu gehen.

Vielleicht ist es bei mir doch etwas Besonderes, indem ich offenbar ein Mensch bin, der zu der Gruppe A gehört, der alles um sich herum genau wissen will, und keine Ruhe gibt, bis er glaubt, alles berücksichtigt zu haben, wie ich eingangs beschrieben habe. Viele Menschen sind da etwas anders veranlagt, aber die Differenz kann man, da bin ich mir sicher, durch entsprechende Unterrichtung ausgleichen. Zur Erklärung: In der Literatur ist von den schon beschriebenen A-Menschen und B-Menschen die Rede, wobei erstere Gruppe dazu neigt, alles auf die Goldwaage zu legen und sich damit selbst zu belasten, und die zweite Gruppe alles nicht so ernst nimmt und somit leichter durch das Leben geht, wovon das Herz zum Beispiel profitiert.

Man kann also, wie schon oft beschrieben, eine 80%-Verengung vollkommen unterdrücken mit 500 mg ASS und 3 Nitro-Tabletten der Stärke 60 mg. Und wenn man die Medikamente wieder absetzt, kommen die Beschwerden wieder voll zurück. Das heißt, hier liegt noch so viel Potenzial zur frühzeitig genügenden Selbsterkennung von drohenden Herzinfarkten vor. Z.B. könnten Menschen durch eine Einweisung so weit gebracht werden, dass sie mit ziemlicher Sicherheit rechtzeitig zum Arzt gehen, bevor etwas passiert. Ich meine nicht erst, wenn schon die vielfach so verbreiteten Zustände eintreten, wie in der HERZ HEUTE beschrieben.

Selbst wenn das die Krankenkassen etwas kostet, so würde das durch weniger Folgekosten sicherlich ausgeglichen, wahrscheinlich sogar weit mehr als das. Danach würden m. E. nur ganz Unverbesserliche nichts von drohenden Herzschwierigkeiten verspüren. An der Ernstnahme der Patienten im Fall eines Arztbesuches sollte es dann ebenfalls keine Zweifel mehr geben. Schwer verständlich ist, wenn ein Arzt so ganz unverhofft selbst einen Herzinfarkt erleidet. Da bleibt nur der Fall übrig, dass sich sog. Plaques bilden, die sich ablösen und auf einen Schlag die Arterie voll verschließen. Nun müssen sich Plaques aber erst mal bilden, was den Querschnitt einschränkt. Und das soll nicht feststellbar sein?

Bei mir hat es das, wie ich denke, noch nicht gegeben. Na ja, hier gibt es noch viel zu klären. Aber Sie sollen ja mitdenken, und offene Fragen klären helfen. Dann kommen Sie dahin, wo ich Sie gern sehe. Vielleicht hat der Arzt auch kleine Empfindungen nicht so ernst genommen, wie jeder es bei sich tun sollte.

Ein guter Bekannter erzählte, wie es seinem Bruder, einem Arzt für Allgemeinmedizin ergangen ist. Dieser saß beim Frühstück und Zeitung lesen ganz ruhig auf seinem Platz. Plötzlich stand er auf, und sagte zu seiner Frau: »Hilde, ich bekomme einen Herzinfarkt.« Er setzte sich hin, und war tot. Leider ist nicht bekannt, ob er vorher jemals an seinem Herz etwas verspürt hat. Starke Empfindungen wie im »Herz Heute« beschrieben sicherlich nicht, aber nur sicherlich. Hier wären noch mehr Beispiele, bei denen mehr überliefert ist, sehr hilfreich und interessant. Der Bruder dieses guten Bekannten ist inzwischen ebenfalls an Herzinfarkt verstorben, sodass ich ihn nicht mehr fragen kann, ein an sich sehr aufmerksamer Mensch. Hier kann auch nur sein, dass er die Gefahrenstufen von Herzbeschwerden nicht kannte oder stark unterschätzt hat.

Ich könnte mir vorstellen, dass ich als Arzt keine ruhige Minute hätte, bevor ich nicht jeden Herz-Fall, der in der Sprechstunde zur Sprache kommt, aufgeklärt und gelöst hätte, bevor etwas passiert.

Wenn man die unnötigerweise durchführten Katheter, die sich sicher nie 100% vermeiden lassen, intensiver mit dem Patienten durchgesprochen hätte, wären sicher etliche Eingriffe vermeidbar gewesen. Ich habe mich mit solchen Patienten unterhalten und gelangte dabei zu dieser Erkenntnis. Wenn ein Infarkt überlebt wurde, müssen neben der Tatsache, dass doch ein Katheter eingesetzt werden muss, eine ganze Menge Geld kostender Maßnahmen bezahlt werden, neben dem Arbeitskraftausfall, was gegengerechnet werden muss, wenn jemand behauptet, Katheter seien zu teuer.

Oder hat die Krankenkasse schon ermittelt, dass es billiger wird, die Menschen sterben zu lassen, anstatt mehr Patienten durch Katheter am Leben zu halten? Und die vermeidbaren menschlichen Tragödien ignorieren.

Ich komme mir schon recht komisch vor, wenn ich das EKG-Gerät oder besser gesagt, dessen Einsatz bei jeder Gelegenheit so vehement kritisiere, denn es spielt bei jedem Arzt offensichtlich die Hauptrolle, wenn es ums Herz geht. Warum ich das so kritisiere, habe ich ja deutlich erläutert. Es gibt natürlich Anwendungsfälle, in denen es seine Berechtigung hat, aber in dem von mir lang und breit besprochenen Bereich der Vorsorge vor einem Herzinfarkt kann ich keinen Sinn ersehen, es allein einzusetzen.

Ich kann nur wiederholen, dass bei mir in mehr als 20 Jahren ernsthaftester Stenosen dieses Gerät trotz oftmaliger Anwendung noch nie eine verwertbare Erkenntnis, außer dass bei mir akut kein Herzinfarkt vorliege, gewonnen werden konnte. Eine seltsame Feststellung, da ich auch ohne Arzt noch erkennen kann, ob ich gerade einen Herzinfarkt erleide, vor allem, wenn ich dem Arzt gegenüber sitze und nicht vom Stuhl kippe, sondern normal spreche. Und natürlich würde das für Ihre Person genauso gelten. Ich habe tatsächlich schon mehrfach vom Kardiologen so eine erleuchtende Antwort bekommen, wenn ich ihm von meinen Herzschwierigkeiten berichtete. Und wenn ich doch einen Infarkt soeben mitgemacht hätte, der so gering war, dass man diesen als solchen nicht wahrnehmen kann, brauche ich kein EKG-Gerät dazu, denn dann ist die Sache medizinisch bedeutungslos, jedenfalls in meinen Augen. Dann merkt man auch noch keine körperliche Beeinträchtigung.

Die sonst noch üblichen Untersuchungen, wie z.B. Stress-Echokardiographie, Belastungs-EKG, haben bei mir auch noch nie etwas Brauchbares aussagen können, außer der Feststellungen, wie gut alles arbeitet, aber noch nie die vorhandenen gewaltigen Defizite des Kreislaufes. Im Gegenteil hat der Kardiologe auf Grund des Ergebnisses herausgelesen, dass ich mich weiter so gut vom Hausarzt behandeln lassen solle, und diagnostiziert, dass mir nichts fehle, außer den abgestorbenen Herzmuskelteilen, mit denen ich aber noch lange gut leben könne. In Wirklichkeit war ich zu diesem Zeitpunkt dem Tod sehr nahe, denn rund 1/4 des Herzmuskels waren nicht durchblutet, was inzwischen weitgehend behoben ist, aber natürlich nicht durch diesen Doktor, sondern durch andere Ärzte, nach meinen eigenen Bemühungen diese zu finden.

Zuerst noch einmal, wie es mir ergangen ist, um evtl. etwas daraus verwerten zu können, auch wenn ich mich wiederhole.

Im Laufe der Zeit bemerkte ich, dass ich ab und zu mein Herz spürte, und manchmal, dass es sogar etwas wehtat, z.B. nach Stresssituationen oder schneller Autofahrt wegen enger Termine oder nach übergangenem Schlaf oder beim Gehen bergauf. Beim Hausarzt, wie schon erwähnt: EKG. »Es ist alles i. O.«

Dass ich mich in der Folgezeit noch topfit fühlte, ist klar, denn das Herz war ja noch in allen Bereichen durchblutet, nur nicht mehr so intensiv, dass der Mehrverbrauch bei Anstrengung voll nachfließen konnte. Die geringen Beschwerden besagten also, dass die Durchblutung nicht mehr hundertprozentig war. Die Urlaubs-Hotelsuche erwies sich wegen der Überfüllung an dem von mir und meiner Frau gewünschten Ort recht stressig, was ich vorher nicht gedacht hatte, gelang aber schließlich doch.

Infarktbeginn

Diese anstrengende Suche hat ihre Spuren hinterlassen. Nach dem Abendessen im Hotel wollten wir noch etwas spazieren gehen. Nach ein paar Metern bekam ich starke Schmerzen im Rücken und wir beschlossen, doch lieber zu Bett zu gehen (Kreuzschmerzen als Vorboten zum Herzinfarkt habe ich bis heute nur einmal nebensächlich gelesen, und zwar angeblich nur bei Frauen). In der Nacht um ca. 2 Uhr wurde ich wach und mir war gar nicht gut. Da ich keinerlei Pillen in meinem Gepäck fand, suchte und fand ich in der Handtasche meiner Frau Aspirinpillen, natürlich 500-er, von denen ich eine schluckte. Ich schlief tatsächlich wieder ein. Am nächsten Morgen, ca. halb 9 Uhr, wachte ich auf mit dem gleichen drastischen Unwohlgefühl wie in der Nacht, sonst nichts, wie ich nachträglich meine. Vielleicht hat es schon noch mehr Angelpunkte gegeben, aber da ich ja null Ahnung hatte, kann ich das nicht mehr sagen, nur so viel: Groß waren andere Unpässlichkeiten nicht. Nach dem Frühstück machten wir uns mit dem Auto auf den Weg zu der nächstgelegenen Stadt, weil wir dort etwas zu erledigen hatten. Immer noch sauunwohl. Nach ca. 2 km Autofahrt spürte ich in meinem Brustkorb einen riesigen Gluckser, und die Welt war in Sekundenschnelle wieder so schön wie Tage davor. Alle Beschwerden waren restlos verschwunden, die Sonne lachte wieder und mir war wieder richtig wohl. Was war denn das, dachte ich mir? Keine Ahnung. Na ja, Hauptsache, es ist wieder alles okay, dachte ich.

Erst viel später kapierte ich, dass ein Herzkranzgefäß durch einen Thrombus »zu« gegangen war und ich das unwissentlich durch die Aspirinpille weggelöst hatte, was ca. acht Stunden dauerte, von 2 Uhr nachts bis ca. 10 Uhr morgens. Danach war das Gefäß wieder durchgängig, der Herzmuskel bekam wieder ordnungsgemäß sein Blut und schon fühlte ich mich wieder kerngesund, nur wusste ich nicht, warum.

Dies war ein typischer Fall, falls die Kenntnis da gewesen wäre, durch Herzkatheter weiteren Schaden zu verhindern. Wieder vorausgesetzt, einen Arzt zu finden, wie bereits besprochen. Aber es ging weiter.

Wieder zurück im Hotel nach dem Mittagessen gingen wir voller Wohlgemut zum See zum Schwimmen, und ich schwamm sehr ausgiebig und anstrengend. Als ich wieder aus dem Wasser kam, wurde mir schlecht und schwindelig, sodass ich zu meiner Frau sagte, ich möchte lieber ins Hotelzimmer zurückgehen. Wir kamen jedoch nur etwa zehn Meter weit, da wurde mir schwarz vor Augen und ich fiel zu Boden. Die Hotelgäste halfen mir sofort und brachten mich ins Haus auf die Couch im Hoteleingang. Was ein Glück im Unglück! Zufällig hatte ein Arzt seine Praxis in der gleichen Straße gegenüber. Der war auch sofort da. Während ich immer noch nicht wusste, was mit mir eigentlich los war, der Arzt natürlich schon, alarmierte er den Rettungshubschrauber, worin ich also wenige Minuten später gleich eine Streptokinase verpasst bekam. Streptokinase=Lysemittel, um den Blutpfropf, der sich erneut im Herzkranzgefäß beim Schwimmen gebildet hatte, aufzulösen, damit der Weg für das Blut wieder frei war.

Erst im Krankenhaus erfuhr ich, dass das ein Herzinfarkt war. Und der Oberarzt konnte meiner Frau drei Tage lang nicht viel Hoffnung machen, dass ich das überlebe. So mau lag ich jetzt dort auf der Intensivstation. Das heißt, so schnell, wie in meinem Fall optimale Hilfe zur Verfügung stand, funktioniert das im normalen Leben kaum. Und trotzdem war es bereits viel zu spät und es war schon ganz schön Herzmuskel abgestorben. Das kann aber auf keinen Fall am Vortag passiert sein, dazu war es mir zu einwandfrei wieder gut geworden. Erst im zweiten Anlauf waren die Bedingungen so hart, dass für Hilfe keine Gelegenheit mehr gegeben war, nämlich die Anstrengung durch das Schwimmen trotz Warnschuss vorher. So ist das, wenn man keine Ahnung hat, bei allen Menschen, denke ich, mit ein Grund, warum so viele Herzinfarkte passieren.

Ich habe zwar den Infarkt überlebt, aber das war Zufall, es hätte auch genauso schiefgehen können. Die Entscheidung, ob man überlebt, liegt ja, wie bereits erwähnt, daran, ob die Verschlussstelle weit vorn liegt oder etwas weiter hinten im Herzkranzgefäß. Möglicherweise hat, außer der Tatsache, dass sofort der Hubschrauber mit der Lyse zur Verfügung gestanden hat, die Aspirin-Tablette dazu beigetragen, dass das Absterben von Gewebe geringer ausfiel als ohne Aspirin. Aber wie gesagt, nur vermutlich. Nun war das entsprechende Herzkranzgefäß wieder offen durch die Lyse im Hubschrauber, sodass nach entsprechender Liegezeit in der Intensivstation ich notdürftig wieder auf die Beine kam. Notdürftig heißt, dass das Herz solch einen Schlag abbekommen hatte, dass große Gefahr bestand, dass es zu einem weiteren Infarkt kommen könnte, dem vorher schon erwähnten Re-Infarkt. Ich merkte, wie wackelig ich gegenüber vorher war. Ich musste mich ganz vorsichtig in allen Bereichen des Lebens bewegen, keine Büroarbeit. Das ist alles Anstrengung und birgt die Gefahr eines Re-Infarktes in sich. Das hatte mir jedenfalls der Begleitarzt auf dem Rückweg von Österreich nach Deutschland eingetrichtert.

Das Bedeutendste an der Sache ist jedoch, dass früh genug genügend Anzeichen vorhanden waren und nicht genutzt wurden. Das heißt, dass »rechtzeitiger« eigentlich niemand sich hätte bei irgendeinem Arzt melden können, als es bei mir der Fall war. Also erneut: Die Schuldzuweisung an den Patienten, er hätte sich früher melden sollen, funktioniert auch hier nicht. Schneller als in meinem Fall kann kein Arzt oder Sanitäter zur Stelle sein. Der Infarkt läuft ab, d.h., der Herzmuskelbereich stirbt ab, egal, was noch getan wird. Mein Fehler war, dass ich keine Ahnung vom Herzinfarkt hatte, was ich mit meinem Buch etwas bekämpfen möchte, dadurch, dass ich die Dinge so ausbreite und wiederhole.

Fazit:

Unter rechtzeitig melden verstehe ich, dass der Arzt bereits zum Katheter überweist, als er noch sagte, »EKG zeigt alles in Ordnung, keine Gefahr«, denn ich hatte ja etwas gespürt.

Ich hatte keine Ahnung, wie man eine Infarktgefahr erkennt, der Arzt zu Hause demnach auch nicht. So schön vorher erkennbar wie bei mir ist es sicherlich nicht immer, und trotzdem ist es klassisch danebengegangen.

Wenn der Hausarzt, bei dem ich mich ja rechtzeitig gemeldet hatte, mir mit ein paar Worten die Gefährlichkeit und die Merkmale erklärt hätte, wäre außer meinem Pech viel Geld gespart worden. Einschließlich Reha sind die Tausender nur so geflossen. Nochmal, nur der Mensch allein kann in sich hineinhören, der Arzt mit seinen Instrumenten nur sehr ungenügend oder gar nicht. Aber die notwendige unterstützende Hilfe muss vom Arzt kommen, d.h. die Bewertung der Gefühle und ob nicht noch weitere Krankheiten vorliegen.

In den nunmehr 25 Jahren, seit die Herzbeschwerden bei mir anfingen, fühlbar zu werden, bis heute habe ich allerhand Gefühle rund um das Herz kennengelernt. Zuletzt konnte ich nicht nur mit Sicherheit voraussagen, was gerade mit dem Herzen los ist, sondern auch jeweils die vorhandene %-Zahl einer Stenose nennen, wie auch schon erwähnt.

Das lernt man einfach, wenn man die vorhandenen Beschwerden mit denen dann per Katheter gemessenen vergleichen kann. Spätestens vier Monate nach jeder Ballon-Dilatation findet eine Kontrolle, wieder per Herzkatheter, statt. Dann hat meist eine noch geringe, aber messbare erneute Verengung stattgefunden, z.B. von vorher 30% auf 50%. Im nächsten Fall vielleicht von 30% auf 40% oder 70%.

So kommt es, dass ich jede Stenose (=Verengung) von 30 bis 100% im Abstand von 10% zur genauen Beobachtung zur Verfügung hatte. Manche sogar mehrfach. 30% als Ausgangswert deshalb, weil mein guter Katheterarzt immer nur auf 30% Reststenose aufdehnte. Das bedeutete für ihn Sicherheit, dass es möglichst keine Komplikationen mehr gab durch zu starkes Dehnen. Und jede Verschlechterung konnte ich sehr gut meinem Katheter-Arzt mitteilen. Alle diese verschiedenen Stenosen ließen sich sehr gut an vier Dingen festmachen.

Merkmale beim Spüren des Herzens:

Man spürt das Herz in Abhängigkeit der Stenose.

Während man mit 20 Jahren noch im Lexikon nachsehen muss, ob das Herz jetzt links oder rechts sitzt, gibt es später, wenn das Herz die ersten kleinen Blessuren abbekommen hat, keinen Zweifel mehr daran, wo es sitzt. Man fühlt es. Und zwar immer deutlicher, je mehr es sich von der idealen Durchgängigkeit der Herzkranzgefäße entfernt hat. Das fing bei mir an, dass ich im Bettliegen automatisch die linke Seite vermieden habe, weil ich das unbewusste Gefühl hatte, ich könnte etwas an dem empfindlichen Körperteil

Herz zu sehr drücken oder beanspruchen. Aber schon zu einer Zeit, da an eine Stenose im nennenswerten Bereich mit Sicherheit noch nicht zu denken war; vielleicht höchstens 50% oder eher weniger, etwa 30 bis 40%. Denn das war schon Jahre, bevor ich die ersten leichten Schmerzen am Herzen registrierte. Man kann da nicht von Schmerzen am Herzen sprechen wie bei einem vereiterten Zahn, sondern mehr davon, das Herz einfach nur zu spüren mit zeitweise geringem Wehgefühl, also keineswegs dauernd.

Wenn man es dauernd spürt, wird die Sache schon echt gefährlich.

Ich erzähle das nur, weil ich damit sagen will, dass ich das Herz schon viel früher fühlen kann, als für eine Krankheitserkennung und evtl. Heilung mittels Katheter unbedingt notwendig. Das Herz spüre ich jedenfalls bei zunehmender Beschränkung der Blutzufuhr – und um etwas anderes geht es ja nicht, wenn wir vom Herzen sprechen – immer deutlicher, was sich ab ca. 70% Stenose bei Belastung ganz deutlich zeigt. Erst danach stellen sich bei mir die weiteren Merkmale ein, wie Unwohlsein, Brennen in der Brust (=»wie Sodbrennen«) und noch später, wenn es kritisch wird, erst die nicht mehr zu übersehenden Beschwerden, wie sie in der Aufstellung von HERZ HEUTE genannt werden. Aber soweit sollte es möglichst nie kommen, denn das ist wirklich verdammt nahe am Infarkt oder schon dabei.

Angeblich spürt man einen Herzschmerz auch, wenn keinerlei Verengungen vorliegen. Was da los ist – keine Ahnung. Aber das Dumme dabei ist, dass man das als Patient nicht unterscheiden kann. Und der Hausarzt eventuell auch nicht, wenn er sonst nichts weiter dazu erfährt. Also hilft hier auch nur ein Herzkatheter, evtl. mit dem Ergebnis »nichts gefunden«. Der Ausdruck Schmerz ist immer etwas übertrieben. Beim Herz würde ich das, wie gesagt, eher mit einem Zahn vergleichen. Vor dem Plombieren hat er echt weh getan, nach dem Plombieren ist da auch noch etwas, aber nur noch im Hintergrund. Mangels besseren Wortes dafür nenne ich das halt auch Schmerz. Richtigen Schmerz am Herz gibt es auch, aber das sind dann irgendwelche kurzen Stöße, die nicht eine Stenose beschreiben, sondern irgendwelche anderen Dinge, vielleicht eine Verkrampfung der Muskulatur am oder um das Herz, jedenfalls bei mir.

Ich spüre weiterhin das Herz an der Leistungsfähigkeit. Nun ist es schon klar, dass diese in jedem Fall mit fortschreitendem Alter abnimmt. Aber sie nimmt sehr langsam ab, eben kontinuierlich. Wenn man das Gefühl hat, man tut sich irgendwie merklich schwerer beim Treppensteigen als noch vor gar nicht allzu langer Zeit, muss man ein Augenmerk darauf setzen. Es liegt sehr wahrscheinlich schon eine fortgeschrittene Stenose vor. Ich kriege auch mit zunehmender Stenose etwas schlechter Luft bei mehr als normaler Anstrengung. Das hört sich alles etwas wachsweich ausgedrückt an, ohne genaue Angabe von einer bestimmten Geschwindigkeit der Zunahme der Beschwerden. Aber wer das näher verfolgt, kann sicherlich abschätzen, ob es nur das Alter ist, oder ob eine Gefahr dahintersteckt. Nach einer Wiederherstellung des vollen Aderquerschnittes durch den Katheter fühlt man sich um viele Jahre (ca. 10 bis 15) jünger. Wer einmal den ersten Herzkatheter mit einer Aufdehnung von z. B. 80% auf 0% erlebt hat, ist erstaunt, wie gut auf einmal das Atmen wieder funktioniert und vor allem, wie leistungsfähig man als älterer Mensch doch noch ist.

Vorher hatte man sich schon mit dem Älterwerden abgefunden. Aber so schlimm ist das gar nicht, außer man hat eben so eine Stenose und vielleicht noch ein paar Fehlerchen mehr, z.B. undichte Herzklappen. Und das kriegt man auch wieder nur über den Herzkatheter heraus. Das war eine tolle Erfindung.

Andere Herzkrankheiten sind ja meist kontinuierlich, sodass man damit keine anormale Alterung verbinden kann. Wenn also der Verdacht vorliegt, dass die Schnauferei beim Treppensteigen sich ungebührlich erhöht hat, muss man unbedingt auf eine Untersuchung per Katheter drängen. Alle anderen Untersuchungen sind, wie es ein Arzt, der es wissen musste, mal ausgedrückt hat, »nur für die Villa vom Doktor«. Das klingt sehr vorlaut, trifft aber den Nagel ziemlich gut auf den Kopf.

Nach dem Lesen dieser Zeilen können Sie wahrscheinlich schon selbst beurteilen, ob bei dem Opa, den Sie die Treppe zum Doktor hinauf schnaufen sehen, es das reine Alter ist, oder ob der mit allergrößter Wahrscheinlichkeit die Herzkranzgefäße schon ziemlich weit zugesetzt hat. Es können natürlich auch noch andere Fehler sein. Aber welche? Nur der Katheter kann es sagen.

Wenn ich heute den Unterschied von meinem Vater damals zu mir heute betrachte, wobei ich bereits viel älter bin, als mein Vater geworden ist, dann bin ich mir ganz sicher, dass sein Herz ganz miserabel ausgesehen hat. Nur gab es damals noch keine Möglichkeit, dies zu überprüfen, sprich Katheter. Das habe ich jetzt so angeführt, weil ich Ihnen erläutern wollte, dass es ein riesiger Unterschied ist, ob ein Herz in Ordnung ist bzw. durch Aufdehnung von Herzkranzgefäßen oder Herzklappen in Ordnung gebracht wurde oder nicht. Die Lebensqualität ist einfach gravierend unterschiedlich. Ich habe dies deutlich registriert.

Das wichtigste und eindeutigste Merkmal hat sich bei mir immer deutlich gezeigt: Das leichte Brennen in der Brust, welches schnell mit einem Sodbrennen zu verwechseln ist (Milchtest hilft einwandfrei). Aber da ist es auch wieder wie mit den Schmerzen. Das originale Sodbrennen ist tatsächlich ein richtiges Brennen, während das ähnliche Gefühl, was vom Herzen her kommt, sich weniger wie Brennen anfühlt, sondern ein nur sehr schwer zu beschreibendes Mittelding zwischen Druck und Schmerz und Brennen. Bevor man das nicht selbst erlebt hat, eigentlich unmöglich, es exakt zu beschreiben. Aber wichtig ist, ich spüre es als unangenehm ca. 10 cm über dem Bauchnabel. Und vielleicht noch ein Erkennungszeichen: Ich kann das schmerzähnliche Gefühl mit der Hand erfühlen und durch leichten Druck ganz regelrecht verstärken oder orten. Aber der Milchtest ist bei mir ganz einwandfrei untrüglich.

Ab etwa 70% Stenose stellt sich bei mir das »wie Sodbrennen« bei Belastung deutlich ein. Bei Ihnen vielleicht erst später. Das echte Sodbrennen hat beim genauen Abfühlen mit dem Finger auf dem Bauch ein exakt fühlbares Zentrum, bei mir jedenfalls. Es bleibt noch die Möglichkeit, durch gezielte Belastung (gehen bergauf) die Beschwerden zu verdeutlichen.

Bei höherer Stenose macht sich bei mir ein Unbehagen breit:

Bei voller Gesundheit träumte man vielleicht von einem neuen Auto, einem neuen Job, oder dergleichen, was sich bei schlechterer Durchblutung in gewisse Lebensangst umwandelt. Man ist froh, dass man sein Tagespensum überhaupt dauernd schafft und will sich um Gottes Willen nicht noch mehr aufhalsen.

Von einem Bekannten hörte ich, dass er sich nach vier Bypässen so gut und schaffensfroh gefühlt ha, wie schon ewig denkbar nicht mehr. Der hat sich danach sogar gleich ein Grundstück gekauft. Nur hat man ja keinen direkten Vergleich von mit oder ohne diese Verengung. Aber vielleicht hilft schon, wenn man zurückdenkt, dass einem neuerdings alles schwerer vorkommt als vorher, neben den anderen verdächtigen Merkmalen.

Ein wunderbar leicht zu handhabendes Mittel ist bei mir die schon von mir zig-fach erwähnte Nitro-Pille als Kontrollmittel (ISMN oder Co rangin oder andere).

Wenn ich mir nicht sicher bin, ob es sich wirklich um »Sodbrennen« handelt, nehme ich mehrere Tage lang solche Pillen. Die Beschwerden verschwinden nach spätestens etwa fünf Tagen, wenn sie vom Herzen her kommen. Die Pillen muss man jedoch erst mal haben. Aber das hatten wir auch schon mal weiter vorn.

Diese Untersuchungen können Sie ja auch einem Arzt oder Kardiologen überlassen. Ich habe das deswegen so beschrieben, weil:

a) Sie es auch selbst überwachen können sollen,
b) weil ich selbst schon mehr als einmal erlebt habe, dass der Kardiologe nach einer Untersuchung die berühmte Feststellung traf, dass mir nichts Auffälliges fehle, obwohl ich selbst die Symptome ganz sicher festgestellt hatte. Also muss man wohl oder übel doch auch selbst mitdenken und handeln.

Herzbeschwerden-Liste

Aus den vorstehenden Erkenntnissen heraus habe ich eine Liste erstellt, wie ich aus den einzelnen Intensitätsstufen von auftretenden Beschwerden ablesen kann, inwieweit an meinem Herz eine Kranzgefäßverengung vorliegt und wie dringend der im Endeffekt unbedingt notwendige Herzkatheter ist. Das hat ohne Ausnahme 20 Jahre lang einwandfrei funktioniert. Auch wenn ich weiter vorn schon alles einmal gesagt habe, die nachfolgende möglichst brauchbare Aufstellung die bei mir folgenderweise funktioniert:

Beschwerden infolge einer Herzkranzgefäßverengung in %, bei Lage der Stenose im 1. Drittel eines Herzkranzgefäßes

0 – 30 % Verengung:
Keine Beschwerden feststellbar, weder bei psychischer noch bei physischer Belastung.

Bis 40 % Verengung:
Ebenfalls noch keine Beschwerden feststellbar. Ich habe zwar weiter vorn davon gesprochen, dass ich möglicherweise schon im Bett liegend das Herz spürte, aber das ist vielleicht meine Mischung aus Angst und Empfinden.

Bis 50 % Verengung:
Das Herz ist spürbar, dass heißt, ich spüre mit der Hand, wo es sitzt, wie es schlägt und dass da ein Körperteil sitzt, welches man pfleglich behandeln möchte, mehr nicht. Vielleicht spüren Sie auch gar nichts, sondern erst bei 60%.

Bis 60 % Verengung:
Das Herz tut bei mir im Gegensatz zu vorher bei höherer Belastung immer häufiger etwas weh. Im normal ruhigen Lebensablauf (ruhiger Opa) jedoch noch nicht. Es ist deutlicher spürbar als vorher (bei 50%), aber nur nach etwas Belastung, etwa Laufen oder bergauf gehen. Ohne Erfahrung

hiermit ist dies jedoch leicht zu verwechseln mit vermeintlich natürlicher Reaktion des Körpers nach getaner Arbeit. Treppensteigen macht noch keine Schwierigkeiten, aber als anstrengender als vorher ist es schon registrierbar.

Das »wie Sodbrennen« ist hier noch kaum zu spüren. Das fängt erst bei 70% an, aber richtig deutlich wird dieses erst ab 80%. Es sei denn, ich hatte noch mehr Verengungen. Da addieren sich die Minderversorgungen, auch der einzelnen Herzmuskelregionen, was dann zu dem Sodbrennen führen kann.

Um unnötige Gefahren zu vermeiden, würde ich hier schon eine Herzkatheter-Untersuchung empfehlen, und die Verengungen beheben, am besten auf 0%-Einengung. Bei mir passierte der Herzinfarkt an einer 60%-Verengung trotz Einnahme einer 500-mg ASS (Aspirin) einige Stunden davor. Beschwerden oben genannter Art hatte ich schon vorher beim Hausarzt gemeldet, d.h. es war bei mir einwandfrei registrierbar, ohne Erfahrung auf dem Gebiet.

Eine Prüfung, wie vorher schon erwähnt, ob in dieser Größenordnung besteht oder nicht, gibt mir Sicherheit durch die schon erwähnte Sache, dass Merkmale, die ohne Medikamente auftreten, bei Einnahme von ASS + Nitro-Pillen verschwinden. Wenige Tage nach Absetzen der Medikamente tauchen die o.g. Erscheinungen wieder auf. Die mir bekannten Nitro-Tabletten sind alle Langzeitmittel, d.h. die richtige Wirkung baut sich erst nach ca. vier bis fünf Tagen auf und auch genau so lange wieder ab. Damit ist die richtige Handhabung nicht so einfach. Einem Arzt wäre das wahrscheinlich eine zu ungewisse Vorgehensweise. Ich habe noch keinen Arzt oder Kardiologen getroffen, der eine Prüfung mit Nitro bei mir auch nur gedanklich geäußert hätte. Das würde ja auch ein gewisses gegenseitiges Vertrauensverhältnis mit Rückäußerung des Patienten bedeuten, was praktisch nie in der erforderlichen Form der Fall ist.

Bei dem ganzen Gefühl um das Herz ist wieder das Thema, dass es keine richtigen Schmerzen sind, eine wichtige Feststellung. Man muss eben damit leben, dass die ganzen aufgeführten Schmerz-Beschreibungen sich unter Umständen auf relativ milde Empfindungen beziehen, derer man sich bewusst sein muss, die man aber leicht kapiert.

Um mit 60% Verengung einen Herzinfarkt zu erleiden, muss man sich schon sehr körperlich anstrengen, z.B. Schwimmen, wie es mir passiert ist. Aber die Gefahr ist da schon präsent, man muss das in seinem Leben berücksichtigen, bis jegliche Verengung auf »0«, oder eine tragbare Reststenose geöffnet wurde.

Bis 70% Verengung:

Im Prinzip gilt hier die gleiche Feststellung, wie unter 60% genannt, jedoch eine Stufe deutlicher und stärker und öfter am Tag. Leichte Schmerzen ziehen bei mir bis in das linke Schulterblatt, jedoch nur bei Belastung. In Ruhe ist noch nichts zu spüren. Hinzu bemerke ich eine spürbar geringere Leistungsfähigkeit, d.h., Treppensteigen, was vorher noch gut ging, wird jetzt schon früher als Anstrengung deutlich.

Da man ja nie weiß, wie die Verengung aussieht, d.h., ob sich an dieser Stelle ein Thrombus bilden wird oder nicht, muss eigentlich unbedingt per Herzkatheter aufgedehnt werden, denn es könnte zu einem Infarkt führen, wenn ich nichts tue, mit 40%-ger Aussicht auf den Tod.

Nach größerer Anstrengung kann bereits das »wie Sodbrennen« auftreten, was jedoch nach Nachlassen der Anstrengung (z.B. Hinsetzen) sofort wieder aufhören muss; falls nicht, herrscht höchste Alarmstufe, also intensiv weiter verfolgen. Man fühlt sich nach der evtl. Gefäßerweiterung wieder 10 bis 15 Jahre jünger.

Zu den Merkmalen in der Zeit vor einem möglichen Herzinfarkt: von den vielen in den Fachabhandlungen wie auch in der bereits zitierten HERZ HEUTE genannten Merkmalen habe ich noch nie etwas genau wie in der geschilderten Art erlebt, was sicherlich daran liegt, dass sich rechtzeitig, also lange, bevor der Infarkt passiert, die Merkmale bei verschiedenen Menschen leicht verschieden bemerkbar machen. Das bedeutet gleichzeitig, dass, wenn man anders als beschrieben etwas spürt, das nicht etwa immer nichts bedeuten, sondern auch verfolgt werden muss. Prüfung mit Nitro-Tabletten, wie vorher beschrieben, bringt mir die nötige Sicherheit.

Bis 80% Verengung:
Die vorgenannten Beschwerden haben noch eine Stufe zugelegt, und sind jetzt so deutlich geworden, dass bei etwas genauerer Beobachtung des eigenen Körpers das Vorhandensein einer gefährlichen Stenose nach meiner Auffassung nicht mehr übersehen werden kann, z.B. Beschwerden am Herzen mit Ausstrahlung zum Schulterblatt.

Nach anstrengendem Berufsalltag beginnt bei mir spätestens jetzt das o.g. »Sodbrennen« beim Spaziergang um die vier Ecken, vor allem wenn es dabei etwas bergauf geht, und vergeht wieder nach ruhig hinsetzen oder ausruhen auf der Couch.

Als ruhiger Faulpelz merke ich unter Umständen noch nichts. Der Rührige spürt, wie ich denke, jetzt förmlich eine akute Lebensgefahr. Durch Einnahme von Nitro-Tabletten, 3 x 60mg/Tag, oder Nitro-Spray und ASS, 3 x 100mg/Tag, kann ich auch diese Beschwerden vollständig unterdrücken, d.h., sie sind dann vollständig verschwunden. Natürlich nicht die Gefahren, die sind unverändert vorhanden. Nach Belastung können sich Unwohlsein und bei stärkerer Belastung sogar leichter Schüttelfrost einstellen.

Schnelle Prüfung, wie weit das Herz schon ist, mit Nitro-Spray. Das hat mir immer Sicherheit gegeben. Das heißt: Ernste Herzbeschwerden müssen mit Nitro-Spray zurückgehen. Wenn sich auf Nitro-Spray nichts verbessern sollte, muss sofort nach anderen Gründen gesucht werden.

Beispiel von der Erkennung einer 80%-Verengung:

Ich fahre 100 km weit mit dem Auto zu einer technischen Besprechung. Noch keine Beschwerden. Gegen Mittag Gang über den dortigen Hof ca. 300 m weit. Dabei spüre ich das berühmte Sodbrennen, was nach etwas Ruhe wieder verschwindet.

Am Abend zu Hause wollte ich noch etwas spazieren gehen. Abbruch wegen verstärktem »wie Sodbrennen«, bei leicht ansteigendem Weg. Einige Tage darauf Termin beim Herzkatheter-Labor. Resultat: 80% Stenose. Andere Beschwerden hatten sich noch nicht gemeldet.

Und warum können die Beschwerden gegen Abend stärker sein als in der Tageszeit davor? Nun, das liegt an einem einfachen physikalischen Zusammenhang. Wenn die Blutzufuhr zum Herzen durch starke Verengungen bei mir so gering ist, dass sie zur Versorgung des vom Tagesgeschäft belasteten Herzens nicht mehr ausreicht, dann kann das Herz von der nachts geschafften Reserve zwar zehren, aber nur bis zu einer Grenze, wo die Reserve weitgehend aufgebraucht ist. Ich sage weitgehend, weil andernfalls, wenn alles aufgebraucht wäre, der Infarkt einsetzen würde.

Da am Tage die Belastung ungleich höher ist als in der Nacht-Ruhe, ist die Reserve je nach Art der Tagesbelastung, z.B. gegen Abend oder auch schon früher, weitgehend erschöpft. Ab diesem Zeitpunkt schraube ich dann automatisch die Belastung zurück, sodass das Herz mit der verminderten Nahrungs-(Blut)zufuhr gerade auskommt.

Wenn ich es weiter so hoch belasten würde, käme es schließlich zum Infarkt. In der darauffolgenden Nacht erholt sich mein Herz wieder, d.h., es sammelt Blutreserven in seinem ausgedehnten Adersystem an. Wenn ich dann ganz ruhig weiter lebe, treten dann unter Umständen keine Beschwerden mehr auf. Das hat vielleicht zur Folge, dass man meint, es war gar nicht das Herz, und unternimmt eine Bergtour. Das war dann vielleicht das »unverhofft« eingetretene Ende. Derweil war es völlig klar und vorhersehbar.

In Zahlen ausgedrückt:

Bekanntlich lebt das Herz von der Blutmenge, die es transportiert bekommt. Und die dem Blut innewohnende Sauerstoffmenge als Energieträger lässt sich auch in Leistungszahlen, d.h., in Watt, ausdrücken. In der Literatur existieren Tabellen, die den Verbrauch des Herzens in Watt wiedergeben. Danach liegt der dauernde Verbrauch der Herzleistung des Menschen über den Tag hinweg bei etwa 40 Watt im Durchschnitt. Wenn man bei der Arbeit gerade träumt, natürlich etwas weniger, bei einem schwer Arbeitendem selbstverständlich höher.

In der Nacht, im Schlaf, verbraucht der Körper, d.h., das Herz, weniger, sagen wir 20 Watt. Die Blutzufuhr durch die verengten (kranken) Herzkranzarterien beträgt aber nur weniger als der Tagesverbrauch, sagen wir z.B. 35 Watt, bedingt durch den höheren Strömungswiderstand, der eben nicht mehr durchlässt. Dann kann sich das Herz in der Nacht mit 35-20=15 Watt immer noch etwas aufladen wie eine Batterie. Am Tage kann es dann mit der angehäuften Reserve eine Zeit lang gut leben. Aber nach einigen Stunden ist die Reserve aufgebraucht, sodass das Herz nicht mehr genug Blut erhält und sich mit verstärktem Sodbrennen meldet, z.B. so gegen Nachmittag. Wenn Sie dann früh zu Bett gehen und zu nichts mehr Lust haben, weil es Ihnen ohnehin nicht gut geht, vergehen die Beschwerden wieder, da dann der

Energieverbrauch wieder geringer ist. So habe ich das oft erlebt.

Aber wehe, wenn ich mich dann einmal richtig anstrengen würde, dann kann es das Ende sein. Also, wenn Ihre Prüfungen sicher ergeben haben, dass das so ist, dann keinen Moment mehr zögern und einen Herzkatheter anstreben. Viel Glück dabei (siehe vorher Gesagtes) über meine Erfahrungen, wenn ich mal versucht habe, ohne die lange Fahrt auszukommen. Vielleicht zieht ja Ihr Hausarzt gut mit, wenn Sie ihm über Beschwerden in der Brust und so weiter berichten, und überweist Sie direkt zu einem Katheter-Labor. Wenn er Sie dagegen zum Kardiologen überweist, kann die Sache ebenfalls gut gehen, oder auch nicht, wie es mir durchweg ergangen ist, und zwar, weil ich ja nicht zusehen wollte, wie ich absterbe, sondern die Nitro-Pillen eingenommen hatte, nebst ASS. Und wenn dann der Kardiologe seinen Messpark ansetzt, findet er nichts. Alles o.k., das Herz bekommt gerade für seinen momentanen Bedarf genügend Blut und hat unter Umständen genügend Reserve angesammelt, um sogar ein Belastungs-EKG zu überstehen, ohne Anzeichen eines Schadens, wie es bei mir grundsätzlich in so einer Situation der Fall war. Ich wusste natürlich jedes Mal, wenn ein Belastungs-EKG auf mich zukam, und nahm meine Nitro-Mittel, weshalb der Kreislauf diese Prozedur gut überstand. Ich hatte das natürlich dem EKG-Doktor, bzw. der Helferin immer erklärt. Aber das half nichts. Im Gegenteil, so ein Doktor sagte einmal: »Das macht nichts, dafür sind die Medikamente ja da.«

Ein Medikament ist auf keinen Fall ein Ersatz für eine notwendige Heilung, aber nach meiner Beobachtung denken tatsächlich viele Ärzte so. Absolut falsch!

Ein Medikament ist in erster Linie nur ein Hilfsmittel zur einstweiligen Bekämpfung der Auswirkung einer Krankheit, bis man die Ursache abgestellt hat.

Oftmals kennt die Medizin leider nicht die Ursache und der gute Doktor verschreibt immer und ewig die Pille, um den Patienten »zu versorgen«.

Ein typischer Fall dafür ist der Blutdruck. Anstatt die Gründe für den erhöhten Blutdruck aufzudecken, d.h. danach zu forschen, verschreiben alle Mediziner Jahr ein,Jahr aus Tonnenweise Blutdruckmittel so selbstverständlich wie das tägliche Brot.

Die Niere kennt man schon als mögliche Ursache, aber niemand denkt daran, diese näher zu untersuchen.

Bis 90% Verengung:

Das Brennen in der Brust, »wie Sodbrennen«, ist bei mir bei jeder kleinen Anstrengung allgegenwärtig. Mit entsprechender Dosis Nitro, 3 x 60mg Corangin, und 500 mg ASS kann ich auch dieses noch fast vollständig unterdrücken, natürlich nur bei körperlicher Schonung. Das Herz ist auf jeden Fall von außen als krankes Körperteil mit der Hand fühlbar und das Schulterblatt fühlt sich je nach Körperhaltung an, wie wenn ich mich schwer verhoben hätte. Eine Katheter-Untersuchung ist auf jeden Fall sofort notwendig. Jegliche Anstrengung ist strikt zu vermeiden.

Über 90% Verengung:
Ob man ohne Nitro-Tabletten und ASS mit sagen wir 95% auch überleben kann, habe ich noch nicht ausprobiert. Außer »liegend krank« ist wohl nichts mehr drin. Mit genügend Tabletten + Nitro-Spray habe ich mich jedoch zumindest solange beholfen, bin sogar Auto gefahren, bis ich per Herzkatheter Hilfe bekam. Mit großer Dosis Nitro + ASS und vorsichtigem Umgang mit dem Körper konnte ich sogar 100%-Verschlüsse überleben, bis zur Abhilfe durch den Herzkatheter.

Das Gefährlichste an der Sache ist, wie ich schon genügend erklärt habe, dass man mit dem nicht glauben des Doktors doch noch zu seinem Infarkt kommt, wie es mir beinahe passiert wäre, und zwar in einem hochgelobten Herz- und Kreislaufzentrum, wie in der nachfolgenden Geschichte beschrieben.

Meine Erfahrungen mit vielen Kardiologen

Eines Tages ging es mir wieder einmal sehr schlecht, und da die Pfingstfeiertage unmittelbar bevorstanden, telefonierte ich mit dem Herzzentrum, da ich dort die Reha mitgemacht hatte, und einige Katheter-Untersuchungen. Von dort wusste ich, dass auch über Feiertage kathetert wird, schon wegen der vielen Hubschrauber, die dort die Patienten aus der ganzen Umgegend anbringen. Ich habe vorsichtshalber bei der Sekretärin vom Chef angerufen, und mir bestätigen lassen, dass selbstverständlich immer jemand da sei, denn es war Feiertag. Dort angekommen, eröffnete man mir, dass kein Arzt da wäre für eine Behandlung, erst wieder nach den Feiertagen. Und auch meine ausgedehnten Einwände halfen erst mal nichts. Mir war jedoch klar, dass ich mit dem Auto angekommen nicht den Eindruck hinterließ, dass ich todkrank sei, und ich wartete halt bis nach Pfingsten im dortigen Hotel.

Dann kam die bekannte vollständige Untersuchung, mit dem Ergebnis, dass mir nichts Ernstliches fehle. Da ich mich nicht abwimmeln ließ, ließ man sich dann doch zu einem Herzkatheter herab mit den Worten: »Das ist aber jetzt das letzte Mal, die Katheterei muss mal ein Ende haben.« Als der Katheter-Arzt dann einen 100%-Verschluss vernehmen musste, war er ganz kleinlaut geworden. Aber zu mir kein Wort der Entschuldigung, die eigentlich fällig gewesen wäre. Nur der Ruf zu seinem Kollegen, oder was es sonst war, »das ist aber nicht erst gestern passiert«, sonst nichts.

Als ich mich später wieder einmal mit Herzschwierigkeiten dort einfand, registrierte ich, dass dort alles noch wie vorher war.

Wieder zurück zum Herzweh!

Die vorgenannten Schmerzen am Herz sind also nie durchgängig fühlbar wie Zahnweh, sondern treten sporadisch auf bei Körperbewegungen wie Drehen, Strecken des Oberkörpers, Aufstützen auf den linken Arm, Erschrecken, leicht bergauf laufen, etc. Sie sind jedoch ab mehr als 60% Verengung schon so vielfältig und deutlich wahrnehmbar, wenn ich nur etwas auf meinen Körper achte.

Bei gewissen schwer handwerklich Tätigen wäre eine Verwechslung mit »Überanstrengung, die hoffentlich wieder verschwindet«, denkbar, bei »Schreibtischtätern« jedoch glaube ich es nicht.

Der Grund für die mangelnde Früherkennung kann eigentlich nur sein, dass es niemanden gibt, der dem Patienten genau erklären kann, auf welche Symptome er exakt zu achten hat, und dass es vor allem niemanden gibt, der das tut, außer meiner Wenigkeit mit diesem Buch.

Auch ein Arzt kennt nach meiner Erfahrung nur auswendig gelernte Schlagworte für eine Beschreibung der Symptome, woher auch sonst, wenn man selbst noch keinen Infarkt erlebt hat. Deshalb soll meine etwas herabwürdigende Beurteilung des Arztes nicht generell verstanden werden. Mir ginge es an so einer Stelle ja sicherlich genauso. Nicht gut finde ich nur, dass ein Arzt glaubt, über den Dingen zu stehen, und dem Patienten nicht glaubt, wenn dieser etwas meint, wie z.B. auf meine Beschreibung hin zu sagen, »dann haben Sie auch nichts am Herzen«, denn ich hatte selbstverständlich was am Herzen, und wie sehr!

Fazit:

Eine Gefäßverengung ab 60% sollte unbedingt aufgedehnt werden, möglichst auf 100%. Vorsichtige Ärzte dehnen nicht ganz so weit auf, weil dann auch weniger passieren kann, z.B. Beschädigen der Herzkranzgefäßwandung. Das reicht im Normalfall auch aus. Nur wenn mehrere Restverengungen etwa mit 70% vorhanden sind, addieren sich deren Strömungswiderstände, und es kann zu Beschwerden kommen, wegen zu geringer Blutzufuhr. 60% Verengung kann gut gehen oder auch nicht. Bei Schonung ist es noch nicht gefährlich, aber bei mir hat es zu einem Infarkt ausgereicht, schon bei nur geistiger Anstrengung.

Da es einen medizinisch belegbaren Beweis für einen Verengungsgrad in dieser Größenordnung bisher nicht gibt – außer mit dem Herzkatheter – bleibt nur der Dialog mit dem Patienten, auch wenn dieser noch keine Ahnung von einem Herzinfarkt hat, sondern nur sein Herz schon gespürt hat. Und das dürfte eine der simpelsten Angelegenheiten sein. Nur passiert dies in der Praxis so selten wie ein Lottogewinn. Und wenn ja, dann bräuchte kein Herzinfarkt mehr zu passieren, wie ich bereits erwähnt habe, natürlich immer vorausgesetzt, der Patient meldet sich auch beim Arzt, und ist kooperativ.

Was einem so alles im Zusammenhang mit dem Herzen passieren kann, will ich Ihnen, lieber Leser, nicht vorenthalten. Vielleicht können Sie daraus so manche Lehre für Ihre Gesundheit ziehen. Im Dezember 2004 und Januar 2005 bekam ich zwei beschichtete Stents und auch noch direkt hintereinander liegend eingesetzt.

Da war ich erst mal wieder geheilt, dachte ich. Aber dem war nicht so. Der Doktor gab mir eine Packung (98 Stück) Plavix mit auf den Weg, mit den Worten, »wenn die alle sind, brauchen Sie keine weiter«. Doch als die Packung zu Ende war, gingen die Beschwerden erst richtig los, ohne dass ich ahnte, warum. Was ich alles erlebt habe, sei hier in Kurzform wiedergegeben. Bereits auf dem Nachhauseweg von der Katheter-Dilatation registrierte ich weiterhin Beschwerden, wie wenn der gute Doktor gar nichts gemacht hätte, also Intensität wie bei der vorher festgestellten und behandelten 80% -Verengung.

Ich meldete also bei meinem Katheter-Doktor die weiter bestehenden Beschwerden, worauf ich auch prompt einen neuen Untersuchungstermin erhielt, weil er von mir gewohnt war, dass, wenn ich mich meldete, er sich zu 100% darauf verlassen konnte, dass dies auch stimmte. Die Untersuchung ergab aber »alle Herzkranzgefäße offen, keine neue Stenose gefunden«.

Dieser Vorgang wiederholte sich noch zwei Mal, wieder mit dem Ergebnis wie vorher. Ich war mir jedenfalls sicher, dass hier etwas nicht stimmte, denn wo sollten sonst die eindeutigen hohen Beschwerden herkommen?

Dann kam mir der Gedanke, den Strömungswiderstand der zwei hintereinanderliegenden, nur zu 70% aufgedehnten Stents zu berechnen. Und siehe da, darin lag das eine Geheimnis der hohen Beschwerden versteckt. Die zwei Stents bildeten zusammen einen Strömungswiderstand, der einer Einzelverengung von etwa 80% entsprach. Gleichzeitig war damit bewiesen, dass die beiden Stents noch nicht überwachsen waren. Ich versuchte das meinem sonst so guten Katheter-Arzt zu erklären und ihn dazu zu bewegen, die beiden Stents nachzudehnen, aber ohne Erfolg. Er konnte das einfach nicht glauben, und zum anderen war er strikt dagegen, die Stents nachzudehnen, da er glaubte, die inzwischen auf der Innenseite der Stents gebildete Haut würde aufgeschnitten, was zu schweren Komplikationen führen würde. Er meinte damit, dass aufgeschnittene herumhängende Hautfetzen zur Thrombenbildung und somit zum Infarkt führen würde. Dagegen sei die jetzige Situation nicht lebensgefährlich. Das war zwar denkbar, aber hier völlig unangebracht, da er ja selbst bei mir schon mehrfach Stents nachgedehnt hatte. Es war also reines Unverständnis der Zusammenhänge.

Der größte Nachteil dieser Stentkonstellation war jedoch der später noch näher beschriebene Umstand, dass sich der riesige Schadenverursacher dazugesellte, nämlich die unaufhörliche Thrombenbildung in den Stents infolge fehlender Plavixverordnung, ebenfalls infolge Unkenntnis dieses schweren Fehlers. Dadurch erhöhten sich einige Wochen später meine Beschwerden – wegen fehlender Clopidogrel-Behandlung auf Herzinfarktniveau.

Da mir zu diesem Zeitpunkt die elementare Bedeutung von Plavix (Clopidogrel) noch unbekannt war, wusste ich auch nicht um den Grund der hohen Beschwerden, ich ahnte dies lediglich. Erneute Vorsprache und Katheter-Untersuchung bei meinem guten Doktor waren wieder erfolglos, da

»keine neue Stenose gefunden« wurde. Ich konnte mir zwar mit Hilfe der vorher beschriebenen ASS+Nitro-Methode immer selbst helfen, aber so konnte es ja nicht ewig weitergehen.

Nebenbei sagte mir mein guter Katheter-Arzt, dass er mir nicht weiterhelfen könne. Das hieß dann soviel wie, ich bräuchte nicht mehr mit dieser Angelegenheit zu ihm kommen. Da war ich natürlich bedient. Aber den Kopf hängen lassen ist nicht so mein Ding.

Zu diesem Zeitpunkt waren mir leider, wie bereits berichtet, außer der entscheidenden Rolle von Plavix auch die Probleme mit beschichteten Stents noch nicht bekannt. Erst später, Anfang 2008, erfuhr ich die ganze Wahrheit im Zusammenhang mit beschichteten Stents durch einen Artikel des Herrn Prof. Dr. Pfisterer, Schweiz, und erfuhr damit natürlich auch, dass lediglich die Verordnung von Clopidogrel mich vor allen den unerhörten Problemen und vor allem den lebensbedrohlichen Beschwerden bewahrt hätte, denn jetzt, immer noch im Jahr 2005, gingen die Beschwerden ganz schlimm weiter. Die zu geringe Clopidogrel-Verordnung (nur drei Monate anstatt mindestens zwölf Monate) hat mir die übelsten lebensbedrohlichsten Zusetzungen der Mikrogefäße beschert:

Da beschichtete Stents nur schlecht, evtl. sehr lange, nicht überwachsen, ist es notwendig, das Gegenmedikament (Clopidogrel) noch sehr lange weiter zu verordnen. Heute meinen Ärzte, ein Jahr. Prof. Pfisterer plädierte sogar für lebenslang, weil nicht genau bewiesen werden könne, ob die Stents wirklich vollständig glatt überwachsen sind, was Voraussetzung für glatten Blutdurchfluss ohne Thrombenbildung ist. Die Aufgabe der vorher beschriebenen Beschichtung ist, das Wachstum im Bereich des Stents zu unterbinden, weil es sehr oft passiert, dass trotz Stent die Aderwandung einfach weiter zuwächst, sodass hier zwei-, drei- oder mehrmals nachgedehnt werden muss.

Bei mir hatte in einem solchen hartnäckigen Fall die Brachy-Therapie, eine Bestrahlungsmethode, geholfen, aber erst, nachdem zum dritten Mal der betreffende unbeschichtete Stent nachgedehnt worden war. Also steht dem Erfolg bei der Beschichtung eine wichtige Sache im Wege, nämlich dass im Bereich des Stents auch das erwünschte glatte Überwachsen des Stents auf der Innenseite bekämpft wird. Dieses Überwachsen ist hier jedoch unbedingt notwendig, wie oben schon beschrieben, und es hat schon viel Diskussionsstoff gegeben, wie lange Clopidogrel nun einzunehmen ist, was bei mir also prompt in die Hose gegangen war. Neuerdings habe ich die Bescheinigung, dass ich Clopidogrel lebenslang nehmen muss.

Die Bildung eines Thrombus im Stent ging bei mir, wenn er nicht einwandfrei innen glatt überwachsen war, so schnell, dass das Zeitfenster für ein Eingreifen, wenn ich etwas spüre, sehr klein war, weil die Verengung ja schon besteht, und nur noch der Anlass zur Thromben-Bildung zu kommen braucht, was, wie gesagt, schnell passieren kann. Rein aus dem Umstand, dass die Stents nicht überwachsen waren, entwickelte sich bei mir eine unendlich schlimme Geschichte mit der ständigen Bildung von Thromben im Stent.

Inzwischen hatte ich ja fast drei Jahre lang alle paar Tage einen Herzinfarkt abwehren müssen, mit dem Ergebnis, dass sich die jeweiligen Thromben in dem Stent abgelöst hatten, jedoch nicht aufgelöst, sondern weitergewandert waren, und sich in den dahinter folgenden feineren und feinsten, den sog. Mikrogefäßen, festgesetzt hatten.

Das sofortige Wiedereinnehmen von Clopidogrel im Jahr 2008 brachte natürlich auch nichts mehr, denn das Kind hatte schon zu lange im Brunnen gelegen. Damit war ein großer Teil des gesamten Herzmuskelsystems von der Blutversorgung durch die Herzkranzgefäße abgeschnitten, was mit Hilfe der späteren Szintigraphie-Untersuchungen belegt wurde.

Ein weiterer schlimmer Aspekt kommt dann noch hinzu: Wenn einmal ein gewisser Anteil der Mikrogefäße zugesetzt ist, schreitet dieser Vorgang immer weiter fort, auch ohne dass neue Thromben nachgeschoben werden. Warum, ist mir nicht vollständig klar, aber es ist halt so. Das bedeutet weiterhin, dass, wenn man nichts dagegen unternimmt, die Sache tödlich ausgehen muss, weil ab einem bestimmten Ausmaß von Verstopfung mein Trick mit der enormen Blutverdünnung auch nicht mehr ausreicht, und dieser Zustand war bei mir fast erreicht.

Ein Arzt hätte ja auch auf die Idee mit dem Clopidogrel kommen können, aber nein. Und daher meine anfangs gemachte Bemerkung, dass Sie selbst mitverfolgen können sollen, was notwendig ist und was nicht bei Ihrer eigenen Herzerkrankung. Als die beweisende Szintigraphie endlich zur Verfügung stand, meinten doch die Ärzte einhellig, das könne nicht stimmen, die Szintigraphien hätten das manchmal so an sich. Da konnte ich doch gerade aus der Haut fahren. Aber ich gebe ja nie auf, und so verlangte ich eine zweite Szintigraphie mit einer längeren Messzeit und zwar die Tallium-Ausführung, bei der anstelle von zwei Stunden erst nach 24 Stunden gesehen wird, ob jetzt Blut aus dem Kranzgefäß im Herzmuskel angekommen ist. Und auch hier war nichts angekommen oder höchstens so wenig, dass es außerhalb der Messmöglichkeit liegt.

Also war der Beweis nun endgültig erbracht, dachte ich mir. Aber Sie werden es nicht glauben, der gute Doktor zweifelte auch dieses sichere Ergebnis an. Da habe ich ihn gefragt, ob er denn an einem MRT-Messergebnis auch zweifeln würde. Nein, sagte er, und gab mir flugs eine Überweisung zu einem MRT.

Und was ergab diese Untersuchung? Natürlich ganz genau das gleiche Ergebnis wie die beiden Szintigrafien. Da habe ich mir siegessicher gedacht: Jetzt endlich habe ich alle diese Zweifler im Griff und unter Zugzwang.

Aber Sie werden es wieder nicht glauben. Ermittelt doch der MRT-Doktor daraus, dass eben bei meinem Herz der ganze ausgewiesene Herzmuskelteil (rund 1/4 des Herzens) nicht durchblutet, also leider abgestorben sei. Das konnte niemals sein. Das Herz zu 1/4 abgestorben und ich liege quicklebendig vor des Doktors Auge und im MRT-Gerät. Und da glaubte doch der Katheter-Doktor wieder, er sei jetzt aus dem Schneider, der MRT-Doktor hat es ja bewiesen: Dass ein Mensch mit nur 3/4-Herz leibt und lebt, sieht man doch, oder?

Einfach unglaublich die tolle Kombinationsgabe, vor allem dazu auch noch, wo gleichzeitig die vorher schon alternativ gemachte Echokardiographie-Untersuchung »keine regionalen Wandbewegungsstörungen« mit EF=70% auf dem Tisch lag. Alles funktioniert bestens, sodass der Doktor nichts mehr tun braucht, denkt dieser doch glatt.

Es gelang mir nicht, dem MRT-Doktor beizubringen, dass niemals so viel Herzmuskelgewebe abgestorben sein könne, sondern dass das Herz sein Blut in diesem Fall nicht mehr über den regulären Blutweg, vorwärts über die Gefäße bekommt, sondern über die angrenzenden noch versorgten Muskelpartien, da diese bereits so bluten, dass das Blut, natürlich in geringer Menge, aber doch zu den angeblich abgestorbenen Muskelteilen diffundiert und damit diese vor dem Absterben bewahrt. Das bedeutet natürlich im Normalfall, d.h., wenn man das Blut nicht derart verdünnt, wie ich das gemacht habe, schon längst sicher den Tod. Das hat ja auch ein Professor glatt festgestellt.

Da werden Sie sicher fragen: Und gab es da nicht einen Arzt in der Nähe, der das hätte verstehen und lösen können? Natürlich, die Ärzte gab es an allen Ecken und Kanten. Aber was ich dort erlebt habe? Genau das Drehen im Kreis, wie gerade beschrieben, nur keine Hilfe. Deutschland, Deutschland, dachte ich mir, was ist das nur für ein Land von Denkern und Dichtern. Wenn einer nicht denken kann, dann dichtet er sich was zusammen.

Ich habe sage und schreibe 30 Kardiologen und Professoren aufgesucht, oder mich schriftlich um Hilfe suchend bei ihnen beworben, in der Zeit von 2005 bis 2010, und keiner dieser Herren hat mir geholfen, höchstens eine Überweisung zum Psychiater ausgestellt oder empfohlen und zwar fast ausnahmslos.

Jedem Laien war klar geworden, dass in meinem Fall nur eine Lyse (=Auflösung der Verstopfung in den Mikrogefäßen) helfen konnte. Aber keiner der dreißig Damen und Herren wollte davon etwas wissen. Nicht nur aus Scheu davor, sondern, wie ich feststellen musste, auch aus Unkenntnis über das ganze Thema. Ich habe den Ärzten und Professoren (etwa je zur Hälfte) den Hergang der Erkrankung und die Beschwerden genauestens beschrieben und bei persönlichen Besuchen auch erwähnt, dass ich meine, dass unbedingt eine Lyse notwendig sei. Aber das lehnten die Herren allesamt sofort ab, aus grundloser Angst vor dem Wort Lyse, und aus Unverstand, weil das nicht leitlinienkonform sei.

Denn wenn es nur die Angst vor einer Lyse gewesen wäre, hätte ja jeder der Herren oder Damen sagen können, dass es zwar richtig ist, dass eine Lyse hilft, dass er aber die aus rechtlichen Bedenken nicht ausführen könne, ich aber mich an die entsprechende Stelle der Ärzteschaft wenden müsse, um eine Genehmigung dafür zu erhalten, oder er sich dafür einsetzen werde. Einer der Ärzte hat mir tatsächlich geraten, es im Ausland zu probieren. Und ich hatte auch hier, wie sich später herausstellte, den besseren Gedanken.

Einige Antworten, die durchweg aus einer Ablehnung bestanden, mit den tollsten Begründungen, können Sie im Anschluss noch lesen.

Meinem guten Katheter-Arzt war das Clopidogrel-Thema zu dieser Zeit offenbar auch nicht richtig bekannt, aber nachdem er mir 15 Jahre lang mit ca. zwei Duzend Katheter-Eingriffen ohne lange Widerrede das Leben gerettet hatte, wollte ich ihn nicht weiter mit meinem Thema konfrontieren. Er hat tatsächlich später noch versucht, mir zu helfen, jedoch ohne bleibenden Erfolg, was ich ihm wiederum positiv anrechne.

An dem Zwiespalt, dass einerseits kein Mensch mit einem so großen Anteil nicht durchblutetem Herzmuskel überleben kann, anderseits ich aber noch lebe, sind alle Ärzte gescheitert. Daran kann man abschätzen, wie man von einem Arzt geholfen bekommt, wenn etwas nicht Alltägliches vorliegt. Selbst weiterdenken ist nicht vorgesehen.

Wenigstens war der Beweis erbracht, dass ich in allen Punkten recht hatte. Jetzt fehlte nur noch jemand, der das versteht und mir richtig hilft. Weitere Antworten der Ärzte auf meine Bitten um Hilfe: Der Hausarzt verschreibt wieder neue Pillen zur Herzunterstützung, mit entsprechender Erklärung dazu. Aber natürlich ohne jeden Erfolg.

Eine bedeutende Klinik in Wiesbaden: Hier wurde der Fehler sofort erkannt: »Mikrogefäßverstopfung, dagegen haben wir ein Mittel (Aprovel), mit welchem Sie in drei Monaten geheilt sind«, hieß es dort. Weder nach drei noch fünfzehn Monaten war ich von dem Übel erlöst. Null Fortschritt, sondern immer weiter maximale quälende Blutverdünnung. Anlässlich eines weiteren Herzkatheters dort offenbarte mir der Professor, dass ich an Bluthochdruck leide (was nicht stimmte), und empfahl mir, das abzustellen, dies sei meine ganze Krankheit. Von den Mikrogefäßen wollte er nichts mehr wissen. Aus! Er reagierte auch nicht mehr auf Schreiben von mir, denn der Bluthochdruck war schon mehrfach widerlegt mittels mehrerer Langzeitblutdruckmessungen. Der Hausarzt schloss sich der Meinung des Professors an und verschrieb Blutdrucktabletten, obwohl er selbst festgestellt hatte, dass ich nicht an Bluthochdruck leide. Der liegt in Ruhe bei ca. 120/70, wenn das Herz genügend Blut zum Arbeiten bekommt.

Eine Erscheinung, die offensichtlich kein Arzt kennt und die er sofort als absurd bezeichnet, die ich aber über viele Jahre hinweg an mir einwandfrei beobachtet habe. Und zwar trägt nach meiner Beobachtung das Herz selbst zur Steuerung des Blutdruckes bei.

Jedes Mal, wenn das Herz infolge hoher Stenose oder Gefäßverschluss um sein Dasein kämpfte, stieg der Blutdruck an, bis die Blutversorgung durch z.B. Nitro-Spray wieder etwas besser wurde. Diese Erscheinung ist bei mir auch ein Signal, dass dem Herzen viel zu wenig Blut zufließt, wenn ich einmal nicht ganz sicher sein sollte, wie weit die Gefäßverengung schon gediehen ist, die ich gerade fühle. Mit der dann notwendigen Nitromenge, bis der Blutdruck wieder bei 120/70 angekommen ist, lässt sich die Stenose dann bei mir zuverlässig bestimmen. Denn bei Erreichen des »Soll-Blutdruckwertes«, wie vor der Stenosenbildung, hat auch die Mindestblutmenge, die das Herz zum Arbeiten braucht, wieder ihren erforderlichen Wert erreicht. Und warum soll das bei den anderen Menschen viel anders sein?

Was passiert wäre, wenn man in so einer Situation nichts tut, d.h. keine Nitromittel einnimmt, habe ich noch nicht probiert, denn ich bleibe lieber am Leben.

Durch die Verstopfung der Mikrogefäße war bei mir die Blutversorgung des Herzens so gering, dass ich es laufend vor dem Verhungern bewahren musste, immer mit der Begleitanzeige Blutdruck. Das ist eine aus meiner Sicht ganz einfache, aber wie ich erfahren musste, für einen Arzt unglaubhafte Geschichte. Und die lautet so:

Jedes Körperteil hat von Natur aus eine Nothilfe-Einrichtung mit auf den Weg bekommen, bzw. hat sich im Laufe der Evolution entwickelt, so natürlich auch beim Herz. Der Schmerz ist z.B. so eine Einrichtung. Er meldet, wenn etwas nicht in Ordnung ist. Die ganze Abwehrtechnik des Blutes bei Infektionen gehört dazu, wie noch unendlich viele andere für jedes Körperteil, wie man sich an den zehn Fingern abzählen kann, ohne Ausnahme, denn die Natur macht keine Fehler. So versucht nach meiner forschenden Erkenntnis das Herz durch Adernverengung, also Erhöhung des Blutdruckes selbst mehr Blut zu erhalten.

Nun, die Verstopfung schritt unverkennbar fort, aber mit der Dreierkombination ASS+Nitro+später noch Marcumar (starkes Blutverdünnungsmittel) konnte ich mich noch geraume Zeit über Wasser halten, jedenfalls solange, bis mir ein helfender Engel über den Weg lief, allerdings immer noch mit ungeheuer gefährlicher Blutverdünnung. Es war immer ein Wechselspiel zwischen Blut im Urin und Zurücknehmen der Verdünnung. Dauernd zurücknehmen der Verdünnung ging nicht, da die Infarktmerkmale zu stark wurden.

Ich muss leider feststellen, dass die allgemeine Auffassung, man sollte manchmal mehrere Ärzte konsultieren, wenn man nicht so recht an eine Diagnose glaubt, nichts bringt. Wenn einmal eine Diagnose zu Papier gefunden hat, sagt jeder nachfolgende Arzt dasselbe, schon um den Kollegen nicht bloßzustellen und nicht unnötig eine neue Diagnose erfinden zu müssen. Soviel auch zu der Beobachtung, dass der Blutdruck so ansteigt, wenn das Herz strauchelt, und anschließend wieder abfällt, sowie wieder etwas mehr Blut zufließt bzw. es sich selbst zugeteilt hat.

Der Hausarzt überweist mich an eine hiesige Klinik. Dort sieht man keine Notwendigkeit zu handeln; lediglich der Blutdruck müsse besser eingestellt werden, obwohl dieser mit 140/80 nicht zu beanstanden ist. Die Gründe für meine Beschwerden (mangelnde Durchblutung des Herzens wegen Verstopfung der Mikrogefäße) werden dort als laienhaft, unglaubhaft, und nicht möglich abgetan. Vorbefund (Bluthochdruck) sei allein maßgebend. Ende des Gespräches!

Der Hausarzt hat mir sogar auf meinen Wunsch hin schriftlich bestätigt, dass er das mit den Mikrogefäßen nicht glauben kann und dass es bei mir nichts zu behandeln gibt. Er meinte, ich würde in meiner Unkenntnis gegen Windmühlen kämpfen.

Mir war inzwischen klar, dass ein anderer Arzt meine Situation auch nicht verstehen würde, weil es das bisher noch nicht gegeben hat, dass sich ein Mensch so am Leben halten kann, wenn ein großer Teil des Herzens kein Blut über den normalen Weg, d.h., über die Herzkranzgefäße erhält.

Da stand ich nun wieder im Regen. Da ich in der Anfangszeit meiner Herz-Karriere in einem Herzzentrum behandelt wurde, kam ich auf den Gedanken, mich dort mit meinem Problem vorzustellen. Man kannte mich ja quasi schon aus den Akten. Obwohl ich mit Blutdruck 140/80 dort ankam, behauptete man sofort: Bluthochdruck. Meine Beschreibung der Beschwerden wurde angehört, jedoch als völlig undenkbar abgetan. Nach Herzkatheter wurde mir vorwurfsvoll erklärt, dass mir nichts fehle, außer Blutdruck, der aber dort mittels Langzeitmessung als normalwertig gemessen worden war. Per Herzkatheter konnte natürlich nichts festgestellt werden, weil die Mikrogefäße, welche jetzt schuld waren, nicht mit dem Katheter darstellbar sind.

Corangin wurde gegen Blutdruckmittel BLOPRESS ausgetauscht und ich ohne Abschlussbesprechung am Samstag von der diensthabenden Schwester entlassen, da bei mir nichts vorliegen würde. Vorher zeigte auch noch eine Langzeit-EKG-Messung keine besonderen Vorkommnisse, d. h., alles in Ordnung. Also wurde ich klammheimlich entlassen mit der Diagnose »Bluthochdruck«. Von der eigentlich zu behandelnden Mikrogefäßverstopfung keine Spur.

Der Austausch von Corangin gegen Blopress war mir gar nicht sofort als so superkritisch aufgefallen, da stieg mein Blutdruck in der darauffolgenden Nacht trotz Einnahme von immer mehr Blopress auf 280/160mmHg an (Thrombenbildung im Stent!). Mit Unmenge von Nitro-Spray und ASS habe ich mich gerade noch so vor dem inzwischen eintretenden Herzinfarkt ohne Folgen retten können. Ohne mein zufällig mitgenommenes Nitro-Spray hätte es sehr schlecht um mich ausgesehen. Ich hatte jedenfalls das Gefühl, dass jetzt mein Stündlein geschlagen habe.

Bei den bekannten typischen Anzeichen, Übelkeit bis Erbrechen, Brennen in der Brust, kalter Schweißausbruch und starker Schüttelfrost, rief ich den Notarzt. Da nach dem vielen Nitro-Spray der Blutdruck anfing zurückzugehen, war der Kommentar: »Ich habe mich selbst hochgemessen«, wohl weil ich ein Blutdruck-Meßgerät besaß. Dies sei laufend der Fall bei ihren Einsätzen bei Herzpatienten. Der Schüttelfrost war noch voll aktiv. Den Grund für meinen Zustand kapierte diese Truppe in Augsburg auch nicht. Es interessierte sie auch nicht, denn sie reisten wieder ab. Wie mag es wohl den anderen Patienten dort ergehen?

Gleichzeitig war meine Theorie, dass das Herz den Blutdruck bei abnehmender Blutversorgung zum Ansteigen bringt, und bei wieder besserer Versorgung wieder fallen lässt, bestätigt worden. Dem Hausarzt berichtete ich die Ergebnisse der zurückliegenden Untersuchungen. Dieser pflichtete dem Notarzt bei und verschrieb mir Beruhigungstabletten! Sonst nichts!

Zu diesem Zeitpunkt (November 2007) kannte ich noch nicht die Rolle von Clopidogrel und dessen Wirkungsweise. Den Ärzten hätte auffallen müssen, dass ich kein Clopidogrel einnehme; dann hätten schon alle Rätsel gelöst sein können. Bei mir hat es erst einige Zeit später geklingelt, durch den erwähnten Bericht über beschichtete Stents im Zusammenhang mit Clopidogrel im Januar 2008.

Warum ich auf die Ärzte so gut zu sprechen bin, ist die überall festgestellte Abneigung von Ärzten, etwas anzunehmen, wenn der Patient etwas beizutragen hat. Andernfalls wäre sicherlich vieles leichter in der ganzen Diagnostik.

Der Hausarzt schreibt Überweisung zum Kardiologen: Ergebnis: alles in Ordnung , keine Behandlung notwendig! Mein Einwand, dass dies nur durch Einnahme von 4 x Corangin 60, 7 x ASS

100 und Marcumar zustande kommt, interessiert ihn nicht. »Das nehmen viele unserer Patienten auch so!«, meinte der Doktor. Inzwischen war es April 2008, und ich wandte mich an einen weithin bekannten Professor. Nach entsprechenden Untersuchungen stellte er fest, dass mir nichts fehlt. Nach heftigstem Widerspruch von mir und rechnerischem Nachweis des vorher genannten Strömungswiderstandes der Stents überprüfte er dies mittels Ultraschallmessung und dehnte die Stents auf vollen Querschnitt auf. Antwort auf meine Bitte, auch den zweiten Fehler zu beseitigen: »Von Mikrogefäßen verstehe ich nichts.«

Die inzwischen immer größer gewordenen Herzbeschwerden waren also nicht behoben, weil die offensichtliche, schon sehr fortgeschrittene Verstopfung der Mikrogefäße weiter bestand.

Als nächstes Vorsprache bei einem Privatdozenten. »Die Vorbefunde, alles andere zählt nicht – also auch die Beschwerden und Leiden des Patienten nicht – sie geben keinen Anlass zu irgendwelchen Behandlungsmaßnahmen. Wenn meine Angaben stimmen würden, wäre ich schon längst tot, meinte er. Ich bedürfe einer psychosomatischen Behandlung, außer, es sei der Magen. Ende des Gespräches am 11.10.2008 in Offenbach am Main.

Die Beschwerden erhöhten sich weiter. Ich bekam solche Beschwerden, auch atemmäßig, dass ich mich an die städtische Klinik wandte. Obwohl ich alle Vorbefunde und Erkenntnisse erläutert hatte, untersuchte man die Lunge und fand natürlich keinen Fehler daran. Durch Nitro-Spray und ruhig liegen trat etwas Besserung ein. Auf die Herzprobleme angesprochen sagte man mir, »da macht man nichts«, und schwupp, war ich wieder entlassen.

Es war also wieder Selbsthilfe angesagt. Mit Erhöhung der Nitro-Tablettendosis und mehr Ruhe ging es mir wieder etwas besser. Im selben Haus wurde noch auf mein Verlangen eine Szintigraphie vorgenommen, welche das Ausmaß des Schadens vollkommen deutlich wiedergab.

Ca. 1/4 des gesamten Herzmuskels waren nicht durchblutet, und somit als abgestorben deklariert. Im Entlassungsbericht kein Wort dazu, auch nach schriftlicher Aufforderung dazu nicht. Eine spätere Sonderrücksprache mit dem Chefarzt nützte nichts, da er das bei mir Vorliegende voll abstritt, also nicht kapierte. Mit dem abgestorbenen Herzmuskelbereich könne ich gut leben, wie ich ja beweise, und ich solle weiter so leben.

Der Hausarzt teilte mir darauf mit, dass eine Behandlung bei mir »nicht indiziert« sei und gab mir eine Überweisung zum Psychiater.

Ich schrieb noch verschiedene Kliniken an, die sich schon einen Namen in der Kardiologie gemacht hatten. Mit genauer Beschreibung der auftretenden Beschwerden und Schilderung der bisherigen Krankheitsentstehung fragte ich an, ob ich bei ihnen Hilfe erhalten könne.

Als Antwort z. B.: Sie könnten mir nicht helfen. Man riet mir, mich an einen Schmerztherapeuten zu wenden.

Ein weiteres Krankenhaus in Frankfurt/M, bei dem sich noch ein mir privat bekannter Arzt für mich eingesetzt hatte, nahm mich auf.

Nach Lesen der letzten Herzkatheterbefunde erklärte mir die Frau Doktor, dass sie mir nicht helfen könne, da alles in Ordnung sei. Meine Beschreibung der Beschwerden glaubte sie nicht. Wegen des in den Vorbefunden erwähnten Bluthochdruckes verordnete sie mir eine Blutdruckmessung und befand, dass mir nichts fehle. Das war dann das Ende der Behandlung, obwohl ich ganz deutlich erläutert hatte, dass bei mir die Mikrogefäße laut Beschreibung der Szintigraphie verstopft sind und dass es mir sehr schlecht gehe.

Bei der DEUTSCHEN HERZSTIFTUNG konnte man mit der Schilderung meines Leidens auch nichts anfangen. Auf meine Anfrage, an welchen Kardiologen ich mich wenden könnte, erhielt ich die Antwort, dass ich ja kein Mitglied sei. Aber auch wenn ich Mitglied wäre, könnten sie mir nicht weiterhelfen.

Ganz tolle Antworten erhielt ich bei einem bedeutenden Klinikum in München. Ich hatte schon in der Anfrage sehr genau meine Leiden und wie es dazu gekommen war geschildert. Es kam sogar der Herr Professor selbst zum Gespräch, und erklärte mir, dass meine Beschwerden überhaupt nichts mit den Abläufen am Herz zu tun haben.

Der Hausarzt hätte die Aufgabe, mir beizubringen, dass ich eben herzkrank sei und dass man da nun mal nichts machen könne und ich damit leben müsse. Er nannte mir einen Kardiologen in meiner Nähe und verabschiedete sich.

Es wird also gemauert und blockiert, selbst mit Hilfe der Fehlinterpretation von Szintigraphie-Ergebnissen. Sinngemäß: Durch viele Herzinfarkte sei eben so viel Herzmuskel abgestorben; damit müsse ich leben.

Dann riss mir mal wieder einer der Geduldsfäden und ich schrieb die Bundesärztekammer in Berlin an, wieder mit der Beschreibung meiner Situation, und auch gleich, dass mir nur eine Lyse helfen könne, und mit der Bitte um Hilfe. Von dort erhielt ich die Traumantwort, dass mein Problem grundsätzlich bekannt sei, und ich mich bei einem Professor in Düsseldorf melden könne. An dieser Stelle nochmals herzlichsten Dank an alle hierbei Beteiligten, besonders auch an Herrn Prof. Dr. Leschke.

Von da an kam Leben in das Geschäft und mir wurde umgehend mit einer »Chronisch intermittierenden Urokinase«, also einer sehr schonenden Lyse geholfen, ohne die geringsten medizinisch negativen Vorkommnisse dabei. Bereits mit nur teilweise von der Verstopfung gesäuberten Mikrogefäßen fühlte ich mich wieder wie ein gesunder Mensch. Medikamente (ASS und Nitro) wurden schlagartig überflüssig.

Aber auch hier gibt es wieder etwas zu berichten. Der dauernde Weg zu den Lyse-Sitzungen von mehr als 200 km (alle drei Tage eine Infusion) ist nicht gerade ein Katzensprung, und noch dazu in meinem ja noch nicht kurierten Zustand. Ich habe hier etliche Ärzte angesprochen, die mir hier auch die Infusion hätten verabreichen können, mit oder ohne Oberaufsicht des Herrn Professor. Ohne Erfolg, mit den blödesten Ausreden, die man sich denken kann.

Jedoch scheint mir irgendeine stille Macht immer in letzter Minute zu helfen. Zufällig kam ich mit einer mir fremden Person ins Gespräch, und dieser gute Mensch war Arzt in meiner Nähe. Auf diese Angelegenheit angesprochen erklärte er mir, dass ihm die Urokinase bekannt sei und er selbstverständlich helfen werde, d.h., die Infusionen verabreichen. Dieser Arzt wurde selbstverständlich sofort mein Hausarzt.

Nachwort

So, ich hoffe, dass Sie meinem Buch entnehmen können, dass Sie keinen Herzinfarkt mehr fürchten müssen, sofern Sie dieses aufmerksam gelesen haben und danach handeln. Damit schließe ich das Kapitel HERZINFARKT NEIN DANKE und wünsche Ihnen, dass Sie gut durch Ihr bevorstehendes restliches Leben kommen, ohne solch anstrengenden Erlebnisse, wie ich sie hatte.

Nur noch einige Bemerkungen neben dem eigentlichen Thema. Ich habe es mehrfach erlebt, dass mir Ärzte deutlich ins Gesicht sagten, dass sie ja Medizin so und solange studiert haben und viel mehr wissen, als ich als nicht-Mediziner. Das hätte ich ja voll und ganz für richtig akzeptiert, wenn es sich nicht ausschließlich um Fragen gehandelt hätte, um die es ging, in denen dieser Herr oder auch die Dame ganz klar für jeden sofort erkennbar falsch lagen. Und zwar vor allem in Fragen, die für mich über Leben oder Tod entschieden hätten. Zum Beispiel die beschriebene Situation mit den Untersuchungsergebnissen, die so niemals interpretiert werden können, wenn dabei solche Widersprüche und auch noch zu meinen extremen Nachteilen im Raum stehen gelassen werden. Nachdenken ist auch hier »nicht zugelassen«. Inzwischen sind die angeblich abgestorbenen Muskelteile wieder einwandfrei lebend und arbeitend nachgewiesen.

Also, so weit meine Erfahrung in der mich betreffenden Medizinwelt. Aber lassen Sie sich nicht vom Weg abbringen. Was ich erzählt habe, ist viel- und noch mehrfach ausgetestet und hat bei mir noch nie zu irgendwelchen medizinischen Nachteilen geführt, sondern nur zu dem Vorteil, dass ich noch lebe, was schon längst nicht mehr der Fall wäre, wenn ich mir nicht immer selbst geholfen hätte. Und das ist doch schon mal was in der Beweiskette, was gut und böse ist, denke ich jedenfalls.

Keinen einzigen Arzt hat interessiert, wie nah ich dem Tod bin. Hauptsache, sie haben nichts mit der Krankheit zu tun, die sie nicht durchblicken.

Das soll natürlich nicht die großen Verdienste vieler Ärzte und die sicherlich anzutreffende tadellose Behandlung durch sehr viele Ärzte schmälern. Nur meine Sparte ist hier wohl überdurchschnittlich negativ aufgefallen. Aber ich konnte – Gott sei Dank – selbst aufpassen, was ich bei Ihnen ebenfalls mit meinem Buch erreichen will.

Ihr Autor Wolfgang Weilepp

Quellenangaben

Abbildung Herz und Stent = eigene Gestaltung.
Zitierte Texte sind gekennzeichnet.
Gesamtinhaltlich: Teilweise aus Literatur (Zeitschriften der Bücherei im Herzzentrum Rotenburg) und anderen, wie z. B. »Herzinfarkt, Vorsorge, Nachsorge und Behandlung – Prof. Dr. med. G Schetter / Prof. Dr. med, C Diehm«